AF459385

DES

Maladies de notre Epoque

ET

DES MOYENS D'Y REMÉDIER

Guide pratique

DES ANÉMIQUES, NÉVRALGIQUES, GOUTTEUX, RHUMATISANTS & NÉVROPATHES

PAR

Le Dr Me DE MAINTENAY

PARIS

IMPRIMERIE A. LANIER

14, Rue Séguier, 14

1885

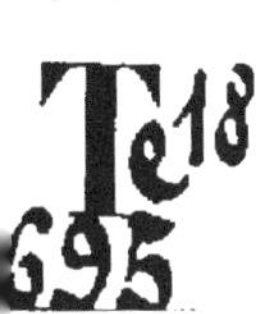
Te18 695

DES

Maladies de notre Époque

DES

Maladies de notre Époque

ET

DES MOYENS D'Y REMÉDIER

Guide pratique

DES ANÉMIQUES, NÉVRALGIQUES, GOUTTEUX, RHUMATISANTS & NÉVROPATHES

PAR

LE Dr Me DE MAINTENAY

724

PARIS

IMPRIMERIE A. LANIER

14, Rue Séguier, 14

—

1885

PRÉFACE

DANS *ce livre, nous exposons non seulement le fruit d'une expérience de trente années, nous avons aussi résumé les paroles et les écrits des plus grands Maitres dans l'art de guérir. Nous avons trouvé chez eux des documents précieux, nous ne devions pas hésiter à les vulgariser. Ainsi, une observation faite par tous les Médecins de l'antiquité est celle-ci, qu'une mauvaise hygiène engendre cer-*

taines maladies, l'Anémie et la Chlorose, entre autres, mais l'on sait seulement de nos jours que celles-ci, à leur tour donnent naissance à d'autres états maladifs plus ou moins graves, tels que : névralgies, dyspepsies, gastralgies, dysménorrhées (ou menstruation difficile), névroses en général; il est donc de la plus haute importance d'arrêter le mal au début.

Puis, nous appuyant sur les travaux scientifiques les plus sérieux, nous donnons, après chaque description de maladie, les meilleures méthodes de traitement connu à ce jour, méthodes que toutes expérimentées depuis longtemps sont, pour ainsi dire, devenues classiques. Une ordonnance détaillée indique au malade la marche à suivre jour par jour, heure par heure.

De cette façon, le Médecin pourra trouver dans ce livre un aide-mémoire utile au milieu des soucis d'une clientèle nombreuse, et le malade un guide sûr et certain pour diriger son traitement.

INTRODUCTION

QUICONQUE veut bien jeter un coup d'œil sur l'état actuel de la société, au point de vue de l'hygiène, ne peut voir qu'un triste tableau peu digne d'un siècle de progrès et de civilisation, et si le regard se porte vers l'avenir, apercevoir et pronostiquer la dégénérescence presque fatale de notre espèce.

De tous les animaux, l'homme le plus intelligent et le plus raisonnable, est, sans contredit, celui qui fait les plus grands efforts pour voir s'affaiblir en lui les puissantes propriétés vitales dont il a été doué par la nature.

Nous voulons parler de l'homme au siècle présent, car nos ancêtres, moins amoureux de bien-être et de plaisirs, avaient une hygiène mieux entendue et une santé plus robuste que celle des malingres humains de nos jours.

Sans remonter dans l'antiquité au temps des Asclépiades, l'hygiène, chez les Hébreux entre autres, avait atteint son apogée, grâce à la volonté, l'intelligence et l'énergie des chefs de nation, Moïse par exemple.

Depuis que l'école pseudo-historique de Voltaire est jugée à sa valeur et que les esprits plus amoureux de vérité que de persifflage se sont replacés dans la juste proportion du passé, l'institution de Moïse a grandi par toutes ses faces. On en saisit aujourd'hui l'ensemble et l'harmonie, et les mesures sanitaires que ce grand homme a consacrées dans sa législation sont jugées, aussi bien que les principes sanitaires de la Bible, comme procédant d'un systéme de préservation collective et de développement individuel (1).

La civilisation ancienne avait, en effet, pour objet le perfectionnement des facultés physiques et le triomphe de la force matérielle, et comme

(1) Voir Michel Lévy, *Traité d'hygiène*.

moyen se servait de la religion existante alors. Elle a produit comme résultat une race vigoureuse, athlétique, résistante, tellement résistante que chez le peuple juif, gardien fidèle des traditions observées de génération en génération, nous constatons encore, de nos jours, l'immunité singulière dont les juifs ont souvent joui au milieu des épidémies meurtrières, immunité signalée récemment encore à propos du choléra, et qui, au moyen âge attirait sur eux les accusations les plus absurdes et les persécutions les plus atroces.

La civilisation moderne sous l'influence du christianisme, déclare, au contraire, la guerre au corps, ennemi de l'âme; elle combat les instincts et les appétits de la matière organisée qui sert de prison passagère à l'être humain Néanmoins, le christianisme, dans ses préceptes hygiéniques, tout en faisant prévaloir la spiritualité, fait respecter la vie individuelle et essaie de concilier, par de sages conseils, ce qui paraît de prime abord inconciliable, le spiritualisme et le matérialisme. Aussi la diététique de l'Eglise n'a-t-elle rien qui blesse les lois physiologiques. Le carême, par exemple, correspondant à une saison transitoire, repose les organes digestifs suractivés par la nourriture principalement animale de l'hiver et les prépare à l'épreuve des chaleurs. Les asiles monastiques, dont le nombre est de plus en plus réduit par une législation peut-être imprévoyante, n'ont pas toujours été des antres de corruption. Le plus grand nombre de ces établissements a été une école de tempérance et de travail, et puis, au point de vue auquel nous nous plaçons, ne dirait-on pas qu'ils entrent dans un système de compensation provisoire? Il est certain que les Etats protestants, ou ceux qui ont supprimé les couvents, regorgent d'une population exubérante, cause aggravante de détresse, quand ils ne réussissent pas à s'en débarrasser par voie d'émigration coloniale. D'ailleurs, les natures exaltées ou mélancoliques qu'attire la solitude des couvents, ne sont pas, médicalement parlant, des éléments désirables de reproduction, comme nous le verrons à l'étude des névroses, la race humaine gagne à leur élimination. (MICHEL LÉVY.)

Mais le christianisme, malgré ses louables efforts, n'a pu empêcher les incroyables abus d'une civilisation raffinée, le goût du luxe, la soif des plaisirs illicites, la jouissance effrénée des joies mondaines, les nuits passées sans sommeil succédant à des nuits de débauche et d'orgie, en un mot, l'infraction la plus barbare aux lois les plus élémentaires de l'hygiène.

Aussi voyez ces jeunes gens de vingt ans à l'aspect de vieillards; voyez ces pâles enfants des ouvriers de nos grandes cités, étiques, lymphatiques, scrofuleux, rachitiques, passant leur jeunesse dans le vice pour terminer leur existence dans la misère. Que seront-ils à l'âge adulte, s'ils y parviennent jamais? Que seront les descendants de pareils infirmes si, par malheur, ils viennent à se reproduire?

Tout s'enchaîne en ce monde, toute cause a un effet aussi bien dans la nature que dans la vie des individus et l'existence des nations. Dans la vie individuelle, l'infraction permanente aux lois de l'hygiène, en épuisant rapidement la constitution, en énervant le tempérament, détruit la santé la plus robuste, amène l'anémie et ses suites, le lymphatisme; l'anémie ou chlorose prédispose aux affections des bronches et des poumons, elle engendre les dyspepsies, gastralgies, névralgies. Les névralgies à leur tour dégénèrent en névrose avec le cortège indéfini de symptômes variés, véritable Protée, d'autant plus difficile à combattre qu'il se présente sous une forme plus insaisissable. Et tel est le malheur de notre époque, c'est que ce sont précisément ces maladies qui, en ruinant la santé, en se transmettant par la reproduction, détériorent l'espèce et la font dégénérer.

Peut-être est-il temps encore d'enrayer le mal en cherchant, comme le voulait Moïse, à développer les forces physiques, en revenant aux règles sages et précises de l'hygiène. On a, depuis nos malheurs, marché quelque peu dans cette voie, mais est-ce suffisant? Nous ne le croyons pas.

A ceux qui admettent les consolantes doctrines d'un spiritualisme élevé, nous dirons : Soyez logiques.

Aux autres : Ecoutez la raison, le bon sens, votre propre intérêt, celui de votre famille, de vos enfants et de la France, l'avenir de l'humanité.

Aux malades : Guérissez-vous, nous vous en donnons les moyens.

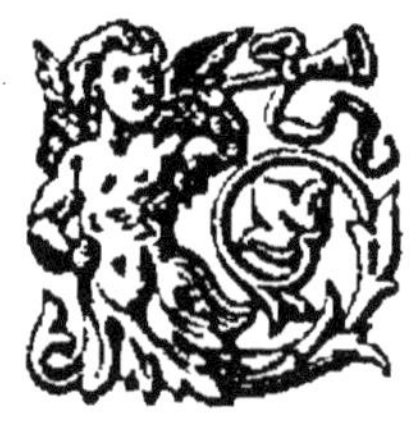

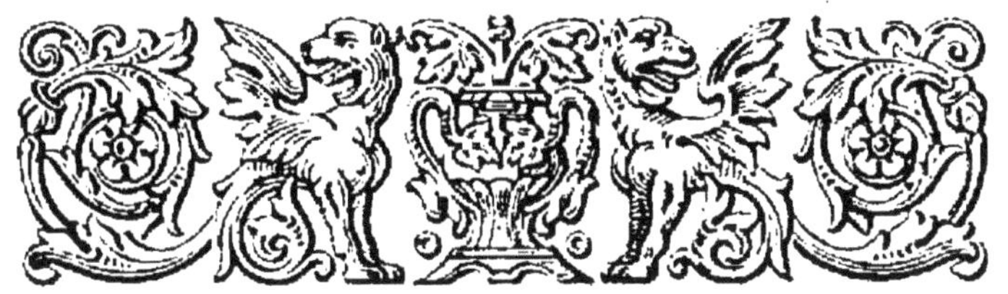

De l'Anémie

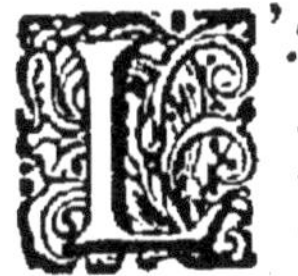

'ANÉMIE ou chlorose est caractérisée par une diminution dans la quantité normale des globules du sang.

Les veilles excessives, les excès de toute nature, la respiration insuffisante d'un air pur, les pertes abondantes, les privations, les habitudes de mollesse, etc., sont les causes principales de cette maladie.

Le pouls est faible et lorsque la maladie est portée à un haut degré, on observe la sensibilité au froid, le froid des extrémités, les lipothymies, les syncopes, surtout dans la position verticale, des étourdissements, une sensation de vague dans la tête, parfois des convulsions, l'engourdissement, le fourmillement des membres, le découragement, les pleurs sans motifs, des troubles intestinaux, tels que douleurs d'estomac, le dégoût pour les aliments, des nausées, de la constipation.

Plus tard l'anémique devient tellement faible qu'il ne peut soulever ses membres.

Les moralistes ont dit avec raison que la paresse était la mère de tous les vices, les médecins peuvent dire avec non moins de raison que l'anémie est la mère de toutes les maladies.

Presque toujours la conséquence d'une mauvaise hygiène, l'anémie est la maladie qui conduit le plus aisément au lymphatisme, qui prédispose le plus à la dyspepsie, à la gastralgie, aux névralgies, aux névroses, à l'hydropisie, aux bronchites, à la phtisie pulmonaire. L'anémie est la cause principale, on pourrait dire unique, de la dysménorrhée ou menstruation difficile chez les jeunes filles. Tel est, en un mot, le point de départ d'un grand nombre de maladies dont une peut faire explosion à la moindre cause occasionnelle.

Il est donc de la plus haute importance de guérir l'anémie, de la traiter avec persévérance.

Parmi les nombreuses préparations indiquées contre l'anémie, il en est une, une seule, à conseiller aux malades, parce que, seule, elle est basée sur une donnée physiologique à savoir que l'acide chlorhydrique est l'acide du suc gastrique (1), c'est le Fer Rabuteau. Dans cette préparation le fer se présente sous la forme qu'il doit revêtir en dernière analyse, pour pénétrer dans l'économie et y être assimilé. Il traverse l'estomac sans rien distraire des qualités essentielles du suc gastrique, il ne fatigue pas conséquemment et ne constipe pas le malade.

Au reste, des appareils ingénieux imaginés par Potain, Hayem, Malassez pour

---

(1) Recherches sur le suc gastrique. (*Gazette hebdomadaire de Médecine et de Chirurgie*, 8 octobre 1881. — *Journal de Thérapeutique de Gubler*, 10 décembre 1881.)

l'examen microscopique du sang, ont permis aux mêmes médecins d'étudier comparativement la valeur des divers ferrugineux.

Il résulte de ces études que le Fer Rabuteau augmente le nombre, le volume et le pouvoir colorant des globules rouges du sang avec une rapidité qui n'avait jamais été observée en employant les autres ferrugineux.

Les effets thérapeutiques ont été rapides et énergiques. Chez des femmes dont les règles avaient cessé depuis un grand nombre de mois, l'aménorrhée disparut; chez d'autres atteintes d'un état chloro-anémique persistant depuis longtemps, et d'autant plus grave que les ferrugineux ordinaires n'étaient pas supportés, le Fer Rabuteau ramena en peu de temps les fonctions digestives à leur état normal. Il devait en être ainsi puisque ce ferrugineux, ainsi qu'on l'a vu précédemment, n'a pas besoin de l'intervention du suc gastrique pour être rendu assimilable.

Nous avons cru devoir nous étendre longuement sur cette préparation pour bien faire comprendre toute son importance thérapeutique et éviter au malade le désagrément de prendre un autre ferrugineux qui pourrait être inutile ou dangereux.

ORDONNANCE A SUIVRE

1° *Prendre deux dragées de Fer Rabuteau au déjeuner, deux au dîner.*

On pourra élever la dose jusqu'à six par jour et huit ensuite, s'il est nécessaire.

2° *Une heure avant le repas, prendre un verre à bordeaux de vin de quinquina.*

3° *Promenades au grand air, exercices de tout genre jusqu'à la fatigue.*

NOTA. — *Les personnes qui ne peuvent avaler les pilules prendront l'Elixir Rabuteau et les enfants le Sirop Rabuteau.*

De la Dysménorrhée

OU MENSTRUATION DIFFICILE ET DOULOUREUSE

Il n'est guère de femme anémique qui n'éprouve quelque désordre du côté de la matrice principalement caractérisé par une difficulté plus ou moins douloureuse de la menstruation. La malade éprouve des tiraillements, des élancements, un sentiment de torsion, de chaleur incommode du côté de la matrice. Les douleurs qui s'irradient au loin consistent en tiraillements dans les lombes, les cuisses, les aines. Les douleurs fixées autre part présentent le plus souvent le *caractère névralgique*, douleurs qui disparaissent lorsque le flux menstruel s'établit nettement. On a pu constater également l'exis-

2

tence de points névralgiques sur le col de l'utérus et sur le trajet des nerfs lombaires (1).

Il n'est pas rare non plus de voir survenir une turgescence des seins, des douleurs d'estomac, des digestions difficiles et même un état névropathique général se rapprochant des symptômes de l'hystérie. Cet état est indiqué par des nausées, des vomissements, des défaillances, des syncopes, une vive douleur de tête et quelques accidents spasmodiques.

Les malades sont irritables, fantasques, bizarres. Elles ont des bouffées de chaleur au visage, et ce qu'il y a de remarquable, ce qui prouve bien la nature nerveuse de l'affection, c'est qu'au milieu de ces symptômes violents, le pouls reste presque toujours parfaitement calme.

Rien d'alarmant dans tous ces symptômes, il disparaîtront tous en exécutant les ordonnances suivantes; la guérison est toujours certaine.

(1) Voir le *Traité des Névralgies* et *Bulletin général de Thérapeutique*. Paris 1841, in-8°, janvier 1847.

1re ORDONNANCE A SUIVRE

DANS UN CAS DE DYSMÉNORRHÉE SIMPLE

1° *Dès le début, et même un jour ou deux avant l'apparition probable des règles, prendre trois Pilules Moussette, une le matin, une autre vers midi, une troisième le soir, toujours une demi-heure avant le repas.*

2° *Application sur le bas-ventre d'une compresse de flanelle grande comme la paume de la main, sur laquelle on versera toutes les trois heures une grande cuillerée de Liniment Moussette; par-dessus la flanelle mettre un cataplasme chaud de farine de lin.*

3° *Pédiluves sinapisés.*

4° *Lavement purgatif avec 15 grammes de séné ou mieux deux Pilules de Tracy à prendre le soir.*

2e ORDONNANCE A SUIVRE

DANS UN CAS DE DYSMÉNORRHÉE PLUS GRAVE AVEC SYMPTOMES NERVEUX GÉNÉRAUX

1° *Pour boisson légère infusion de tilleul, de menthe, de romarin, sucrée à volonté.*

2° *Prendre trois cuillerées à café par jour de potion antineurasthénique dans une tasse de ti-*

sane. Une cuillerée à café le matin, une autre à midi, la dernière le soir et toujours à jeun.

Dans les cas avec réaction nerveuse violente, il faudrait prendre et la potion et six pilules antispasmodiques.

3° S'il y a de la névralgie caractérisée, on commencera le traitement par faire la première ordonnance pou. revenir le lendemain ou le surlendemain à la deuxième ordonnance.

4° Régime fortifiant pour les femmes débiles, doux et léger pour les autres. Repos dans la position horizontale.

5° Combattre la cause de la dysménorrhée par l'usage constant du Fer Rabuteau.

6° Si la dysménorrhée est accompagnée ou suivie de pertes blanches il faudra, dans l'intervalle des règles, prendre des Capsules Mathey-Caylus au santal (trois ou quatre par jour). On pourra également faire des injections vaginales avec le vin aromatique étendu d'eau.

OBSERVATION

d'un cas de dysménorrhée datant de dix-sept ans. — Guérison.

Mme M..., à N..., âgée de 38 ans, d'un tempérament un peu anémique, s'est mariée à l'âge de dix-neuf ans.

Elle était alors très bien portante. Deux années plus tard survint un dérangement dans la menstruation, caractérisée surtout par des irrégularités dans la fonction.

Tout ceci dura douze à quinze mois. A partir de cette époque, la menstruation quoique régulière devint peu à peu difficile, douloureuse. Au début la situation était tolérable, la malade n'éprouvant que des douleurs de courte durée, de quelques heures tout au plus; mais plus tard les douleurs devinrent à chaque époque de plus en plus violentes, elles duraient plusieurs jours et ne cessaient que par l'apparition du flux menstruel. Enfin, dans les dernières années, la menstruation n'apparaissait qu'à la suite de véritables attaques hystériformes, des contractures des membres, parfois perte de connaissance et d'atroces douleurs dans la région des reins.

Nous fîmes administrer à cette malade en pleine crise et coup sur coup quatre ou cinq cuillerées à café de la potion antineurasthénique, quelques heures après le calme était revenu complet et le flux apparaissait abondant et normal. Le mois suivant revint non sans quelques douleurs, mais du moins sans crises, la malade s'était soumise au traitement pendant les six jours qui précédaient l'apparition supposée de la menstruation. Le même traitement fut observé le mois suivant et par précaution pendant quelques mois. La seconde apparition se passa sans la moindre douleur, sans phénomène nerveux et depuis (deux ans) la guérison est complète.

De la Bronchite

La bronchite naît sous l'influence d'un refroidissement et les *personnes anémiques ou épuisées y sont plus sujettes que les autres.* La bronchite est l'inflammation aiguë de la membrane muqueuse des bronches. Elle débute parfois par un coryza, peu après la toux survient, une légère oppression l'accompagne. A cette époque la toux est encore sèche et il semble qu'un corps étranger soit fixe dans les bronches. Environ vingt-quatre heures après commence l'expectoration teintée parfois de matière noire pulmonaire. Enfin, dans une dernière période, les crachats sont plus facilement expectorés et prennent le caractère muqueux.

Telle est la marche ordinaire de la maladie dans les cas les plus simples.

Dans les cas plus graves les symptômes précités ont tous une intensité plus grande, la toux est parfois incessante et la fièvre ardente, surtout le soir.

Ces bronchites doivent être soignées rapiden. 't, car elles peuvent conduire à une pneumonie dont elles ne sont, en réalité, qu'un premier degré; toute négligence alors est coupable; pour peu que le malade soit prédisposé à la phtisie on en voit éclore les premiers symptômes.

Soigner une bronchite, même légère, comme si l'on avait une maladie grave, doit être une règle de conduite générale et absolue.

1re ORDONNANCE A SUIVRE

POUR UN CAS DE BRONCHITE SIMPLE

1° *Prendre un vomitif composé de 0 gr. 10 d'émétique dans un quart de verre d'eau tiède.*

2° *Une demi-heure après et trois fois par jour, prendre une grande cuillerée de sirop de*

Codéine de Berthé (1) *dans une infusion de violettes, de mauve ou de bouillon blanc.*

3° *Dans la journée laisser fondre dans la bouche un morceau de Pâte de Berthé et trois tablettes de Kermès Demouy, dans les vingt-quatre heures.*

4° *S'il y avait beaucoup d'oppression, on appliquerait un ou plusieurs sinapismes sur la partie antérieure de la poitrine, ou encore un vésicatoire pansé avec la pommade hypodermique si le sinapisme était insuffisant.*

5° *Diète absolue, repos complet au lit, chauffer la chambre à 15 degrés et ne respirer l'air extérieur que lorsque tout symptôme aura disparu.*

Ce traitement exactement suivi amène une guérison plus prompte que toute autre médication.

---

(1) Il est indispensable d'exiger les véritables produits de Berthé, car MM. Reveil, Chevallier et O. Henry, membres de l'Académie de médecine, ont constaté dans un rapport authentique, que sur 100 échantillons de sirop, dit de Codéine, soumis à l'analyse, 23 n'en contenaient pas.

2e ORDONNANCE A SUIVRE

DANS UN CAS DE BRONCHITE CHRONIQUE AVEC SUEURS NOCTURNES ET EXPECTORATION ABONDANTE

1° *Pour tisane :*

Racine d'aunée......	5 gr.
Lierre terrestre.......	10 »
Fleurs de tussilage...	10 »

Faire bouillir pendant cinq minutes dans :

Eau commune.......	1,000 gr.

Laisser refroidir, passer avec expression et ajouter :

Sirop de Berthé......	45 gr.

A boire dans les vingt-quatre heures.

2° *Applications de vésicatoires sur la poitrine et pansement avec la pommade hypodermique.*

3° *Prendre six Capsules Mathey-Caylus à la térébenthine, deux le matin, deux vers midi et deux le soir, avant le repas. Dans la journée, sucer quelques morceaux de Pâte de Berthé.*

4° *Prendre le soir une Pilule Clin, au sulfate d'atropine, pour combattre les sueurs nocturnes.*

5° *Alimentation tonique. Eviter le froid et les brouillards du matin et du soir. Porter de la flanelle.*

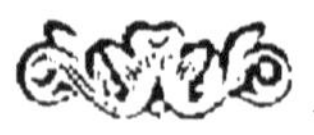

De la Névralgie

La névralgie étant une maladie extrêmement fréquente et pouvant avoir des conséquences très graves, nous nous proposons de l'étudier dans tous ses détails, de la bien faire connaître à nos lecteurs, et le traitement sera conséquemment pour nous l'objet d'une exposition aussi expérimentale que scientifique.

Certaines névralgies, la goutte sciatique entre autres, étaient déjà connues du temps d'Hippocrate; plusieurs auteurs arabes ont également fait la description, quoique incomplète, de quelques névralgies. Mais tous les documents laissés par ces médecins n'ont qu'une valeur peu scientifique et c'est à notre siècle que revient toute la gloire d'avoir approfondi cette douloureuse maladie, dont la connaissance se bornait à des données vagues et dont la cause était ignorée. Aussi les divers traitements préconisés ne parvenaient-ils même pas à soulager les malades.

Tel était l'état de la science, lorsque André, Cotugno, Valleix étudièrent la question et basant leurs écrits sur des observations rigoureuses, laissèrent à leurs successeurs des documents importants sur la matière qui fait l'objet de ce chapitre.

Définition de la Maladie.

La névralgie consiste dans une douleur plus ou moins violente, ayant son siège sur le trajet d'un nerf et disséminée par points circonscrits, véritables foyers douloureux, d'où partent, par intervalles variables, des élancements, et dans lesquels la pression convenablement exercée est plus ou moins douloureuse.

D'après cette définition, empruntée à

Valleix, on voit que tous les nerfs sans distinction peuvent devenir malades ; c'est ce qui arrive, en effet ; aussi cette maladie est-elle d'une fréquence plus grande que l'on ne croit communément et doit, à cause des conséquences graves qu'elle engendre, attirer toute l'attention des malades et du médecin.

Des Nerfs.

Avant d'entrer plus profondément dans le sujet qui nous occupe et pour mieux faire comprendre toute l'importance du nouveau traitement que nous proposons pour la guérison de la maladie, il nous paraît indispensable de donner une idée générale de ce qu'on appelle un nerf, de chercher dans sa structure la cause anatomique des modifications morbides qui peuvent se développer sous l'influence que nous avons signalée. Un vieux proverbe dit : *Ablata causa, tolitur effectus* « Enlevez la cause, l'effet est détruit ». Rien n'est plus vrai. Malheureusement, en médecine, la cause des maladies échappe fréquemment à nos investigations. Pour la névralgie, les études persévérantes auxquelles nous nous sommes livrés pour élucider la question, ne laissent aucun doute dans notre esprit sur la nature spéciale de la maladie. L'expérience de vingt années est venue confirmer, d'une façon indubitable, par des succès constants, la nouvelle théorie que nous allons émettre sur les effets locaux, sur la lésion anatomique, sur la nature même des névralgies en général.

Les nerfs, organes de transmission du sentiment et du mouvement, sont des cordons blancs qui, par une de leurs extrémités, tiennent au centre nerveux céphalo-rachidien (moelle épinière) et qui, par l'autre extrémité, plongent dans les organes. Leur aspect est d'un blanc nacré comme celui des tendons musculaires avec lesquels le public les confond aisément. Si l'on coupe un nerf en travers, on voit qu'il est composé d'un nombre plus ou moins considérable de cordons plus petits, dont les bouts divisés débordent la coupe. Tous ces cordons, dont la réunion forme le nerf, sont entourés d'une gaîne ou enveloppe, appelée *névrilème*, formée entièrement de tissu fibreux blanc *non-élastique*.

Un nerf est donc composé : 1° de la substance nerveuse ; 2° d'une enveloppe non-élastique.

Ces notions anatomiques connues, il devient facile de se rendre un compte exact de la cause de la douleur et d'en tirer, au profit du traitement, des indications de premier ordre.

Nature de la Maladie.

Il est en médecine une loi générale sur laquelle nous nous appuyons pour démontrer que la douleur névralgique n'est autre chose et ne peut être autre chose qu'une inflammation de la substance nerveuse.

Toutes les fois que l'homme est soumis à un refroidissement prolongé, il peut devenir malade et, s'il le devient, la maladie sera toujours un état inflammatoire. Cette inflammation pourra être plus ou moins intense, avoir son siège dans tel ou tel organe, peu importe, elle existera, voilà la loi générale. Chez l'un, le refroidissement produira une simple bronchite, chez l'autre, une pneumonie. La pleurésie pourra se déclarer chez tel individu, et chez un autre sujet, ce sera un rhumatisme articulaire aigu. Le froid a été la cause occasionnelle de la maladie; mais, immédiatement, la cause prédisposante, inhérente à chaque organisme, viendra à son tour faire sentir sa puissance et déterminera telle ou telle maladie inflammatoire suivant la constitution, l'âge, le sexe, la prédisposition du sujet. Mais nous le répétons, qu'importe la maladie qui se déclarera, son caractère général et dominant sera toujours une inflammation présentant constamment ses deux phases d'irritation et de déclin, ayant pour caractères un afflux plus considérable du sang dans les vaisseaux capillaires, du gonflement, de la tension, de la chaleur et de la rougeur.

Puisqu'il est reconnu qu'un refroidissement prolongé produit toujours une inflammation; puisqu'il est admis que chacun de nos organes sans exception peut s'enflammer et s'irriter sous l'influence de cette cause; puisqu'il est démontré par la statistique que le froid seul engendre les névralgies, il est donc de la dernière évidence que la substance nerveuse subit, comme tout autre organe, l'influence morbide du froid et s'enflamme conséquemment? Et puisqu'il en est ainsi, l'explication de la lésion anatomique n'est-elle pas des plus simples? La structure du nerf suffirait seule pour expliquer théoriquement la douleur produite, si notre traitement ne venait pratiquement donner pleine et entière raison à la théorie que nous défendons.

Le nerf, avons-nous dit, se compose de deux substances : la substance nerveuse et le névrilème ou enveloppe fibreuse *non-élastique*. Dès lors que sous l'influence du froid, cause unique des névralgies, il se produit une inflammation; dès lors que sous l'influence de la cause prédisposante cette inflammation se porte de préférence sur la substance nerveuse, que se passe-t-il? Il y a un afflux du liquide nerveux dans les tubes capillaires du nerf, gonflement et tension de l'organe. Or, cette substance nerveuse n'est-elle pas enfermée dans une gaîne *non-élastique,* inextensible? comprimée de toutes parts, gênée dans son expansion inflammatoire, cette substance deviendra nécessairement d'autant plus douloureuse que la tension sera plus grande, l'afflux nerveux plus considérable.

En vain pourra-t-on objecter que nous n'émettons ici qu'une simple hypothèse, dont la preuve expérimentale est difficile, la constatation de l'état inflammatoire ne pouvant être faite par l'autopsie, puisque la névralgie n'est pas mortelle. Cette objection n'a aucune valeur. D'abord, toute hypothèse ou opinion préconçue a l'avantage d'éveiller l'attention sur un point et de rendre l'observation plus fructueuse. Lorsqu'il s'agit de science, la proscrire avec rigueur, en faire la base d'une argumentation contraire, est une faute. Nous sommes enveloppés de phénomènes que nous n'apercevons pas, uniquement parce que notre attention n'est pas dirigée vers eux. Ensuite, dans ces derniers temps, la présence d'une rougeur dans le tissu des nerfs, constatée par les anatomistes, doit faire regarder la névralgie comme une irritation ou une inflammation; enfin, en ce qui concerne la névralgie en général nous dirons : Les nerfs ne naissent-ils pas de la moelle épinière, qui elle-même est une prolongation du cerveau? Les inflammations de la moelle épinière ne sont-elles pas connues, décrites par les auteurs? L'inflammation du cerveau est-elle donc une maladie si rare? Et Rostan, Lallemand, Andral, Dechambre, Durand-Fardel n'ont-ils pas fait, de cette cruelle maladie, l'objet des plus intéressantes recherches?

Pour soutenir que la substance nerveuse des nerfs ne peut s'enflammer comme celle de la moelle épinière ou du cerveau, il faut alors admettre que cette substance nerveuse est d'une autre nature que celle du cerveau et de la moelle épinière d'où elle émane, c'est-à-dire que les nerfs ne sont pas des nerfs, ce qui serait absurde.

Certainement, le raisonnement seul ne conduit pas à la connaissance absolue des faits, il a besoin d'être contrôlé par la méthode expérimentale dont le but n'est autre que de trouver l'harmonie entre la raison pure et les manifestations du monde extérieur; la vérité n'est autre chose que cette harmonie. Mais, dans les névralgies, l'expérience a depuis longtemps donné sa sanction par des résultats concluants, et la pratique médicale est venue confirmer ce que la raison seule avait fait pressentir.

Causes de la Maladie.

Maintenant que nous connaissons la nature spéciale de la maladie et sa lésion anatomique, voyons quelles en sont les causes.

De toutes les causes attribuées à la maladie, deux sont sérieuses, réelles, incontestables : c'est le tempérament anémique, cause prédisposante, et le refroidissement prolongé, c'est la température froide et humide, cause occasionnelle. La saison dans laquelle se rencontre le plus souvent la névralgie est précisément celle où le froid est le plus intense et la température la plus humide.

Le tableau suivant le démontre surabondamment. Cent cinquante-neuf cas, dans lesquels le début a été fixé d'une manière précise, sont répartis ainsi qu'il suit dans les douze mois de l'année.

MOIS	NOMBRE de cas	MOIS	NOMBRE de cas
Janvier........	36	Juillet.........	1
Février........	23	Août..........	3
Mars..........	14	Septembre.....	7
Avril..........	9	Octobre........	10
Mai...........	6	Novembre.....	21
Juin...........	2	Décembre......	27

Lorsque la maladie a une tendance à se reproduire, c'est toujours dans les six mois les plus froids de l'année, et alors les attaques sont d'une fréquence et d'une violence parfois considérables.

Les professions qui ont le plus d'influence sur le développement de la maladie sont celles qui sont le plus exposées au froid, à l'humidité et au brouillard.

Symptômes généraux de la Maladie.

La douleur est l'unique symptôme de la maladie. Cette douleur, sans être constamment intolérable, est toujours incommode. On peut la comparer à une tension, à un tiraillement, à une pesanteur ou encore à la douleur que produit une contusion. Tantôt ce sont des élancements, des déchirements, une sorte de piqûre durant un peu de temps, se calmant pour renaître avec une nouvelle intensité, parfois à des intervalles très rapprochés. Ces élancements donnent souvent la sensation d'une brûlure profonde et font arracher au malade des cris déchirants. Si l'on vient à appuyer le doigt sur un des foyers douloureux dont nous avons parlé dans la définition, la douleur est presque toujours exaspérée.

Toutes ces douleurs peuvent être augmentées par diverses raisons et selon le nerf malade. Ainsi, dans la *névralgie de la face*, l'action de mâcher augmente le mal ; dans la *goutte sciatique*, la marche est souvent impossible à cause des douleurs qu'elle surexcite; dans la *névralgie intercostale* les grandes aspirations, l'éternuement, produisent des résultats analogues, de manière à rendre les mouvements insupportables.

S'il est vrai de dire que la névralgie peut se développer partout où il y a un nerf dans l'organisme, il n'en est pas moins vrai d'ajouter que la maladie est de beaucoup plus fréquente dans les nerfs superficiels, ceux qui précisément sont le plus exposés au froid. La *névralgie de la face* est la plus fréquente de toutes, nouvelle preuve de l'influence de la cause principale, pour ne pas dire unique, de la maladie. La *névralgie brachiale* vient ensuite, puis la *névralgie intercostale,* et enfin la *névralgie sciatique* appelée encore *goutte sciatique.*

Lorsqu'une névralgie non traitée persiste quelque temps, il n'est pas rare de voir les phénomènes qui accompagnent les accès douloureux amener, par leur répétition, des changements durables dans la nutrition des parties et dans leurs sécrétions. La santé générale, quoique conservée, souffre dans un grand nombre de cas. Les malades deviennent tristes, sensibles aux causes morales les plus légères. Ils sont fâcheusement impressionnés par les variations atmosphériques. Il se manifeste quelques signes d'un état nerveux général, la digestion se fait mal, la menstruation se dérange et chez quelques malades on voit même apparaître des symptômes d'hypocondrie et de lypémanie. *Ce sont les prodromes de la névrose confirmée, c'est la première période de la neurasthénie;* nous décrirons tout à l'heure la seconde et la troisième période. La névralgie est passée à l'état chronique.

Il est donc indispensable de guérir les névralgies, même d'apparence bénigne; l'on peut poser en principe que tout individu atteint de névralgie abandonnée à elle-même ou mal traitée *peut devenir un rhumatisant, un arthritique, quelquefois un paralytique à la suite de certaines sciatiques, par exemple, presque toujours un névropathe.*

Ces différents états morbides peuvent se succéder ou s'associer, se prolonger indéfiniment et amener en fin de compte une situation qui n'est pas exempte de dangers.

Traitement général des Névralgies.

Quel que soit le siège de la névralgie, le traitement est d'une extrême facilité, et le résultat en est presque toujours certain. Il peut se résumer ainsi : Usage interne des Pilules Moussette, usage externe du Liniment Moussette, l'un étant le complément nécessaire de l'autre.

Pour obtenir une action plus rapide, on

doit employer les pilules et le liniment en même temps. Deux moyens de guérison valent mieux qu'un dès lors qu'ils ont même action et concourent au même but. On peut affirmer, en effet, que toute névralgie d'invasion récente résiste rarement à ces deux moyens employés simultanément.

La dose à laquelle on emploie les pilules varie suivant l'âge, la force du malade, l'intensité du mal. Il est rare que nous dépassions six pilules par jour. On commence ordinairement par trois pilules : une le matin, une à midi, une le soir, une heure avant le repas.

Il ne faut jamais prendre plus de six pilules par jour, sauf avis du médecin, et faire en même temps l'application du liniment sur l'endroit le plus douloureux au moyen d'une compresse de flanelle, imbibée du médicament et qu'il faudra humecter cinq ou six fois par jour.

Nous croyons utile que le malade connaisse ce qu'il prend pour se guérir, pourquoi il le prend, pour quel motif le médecin donne la préférence à tel ou tel médicament, sur quelles données est basée cette préférence, si elle est justifiée par une longue pratique et de nombreuses expériences; nous allons conséquemment édifier le lecteur et entrer dans quelques détails sur les médicaments que nous préconisons dans les névralgies.

Les affections désignées sous le nom de *névralgies,* si douloureuses et si souvent difficiles à combattre, sont depuis longtemps le sujet d'études constantes et d'observations suivies de la part d'un grand nombre d'expérimentateurs.

Les faits cliniques relatifs aux puissantes propriétés antinévralgiques de l'*aconitine cristallisée* signalées par le Dr Moussette en 1869, ont vivement attiré l'attention des thérapeutistes, et l'excellent travail du Dr Oulmont, médecin de l'Hôtel-Dieu de Paris, membre de l'Académie de médecine, vient amplement confirmer les résultats précédemment annoncés.

Pour obtenir ces résultats nous avons fait

remarquer, et le Dr Oulmont a contrôlé ces expériences, que les propriétés des aconitines ne sont pas les mêmes suivant que cet alcaloïde provient d'aconits récoltés dans des contrées différentes. De nombreuses études comparatives ont démontré que l'aconitine cristallisée à laquelle il faut accorder la préférence est celle qu'on retire des aconits provenant des Vosges et du Dauphiné; cette aconitine est employée à l'exclusion de toute autre dans la préparation des Pilules et du Liniment Moussette.

On comprend que ces préparations soient extrêmement délicates et qu'elles exigent une manipulation spéciale et des appareils particuliers pour en assurer le dosage, la régularité et la conservation sous tous les climats.

Aussi, engageons-nous les malades à n'accepter et les médecins à ne prescrire que les véritables Pilules Moussette et le vrai Liniment Moussette. C'est le seul moyen de se procurer un médicament d'une efficacité incontestable et d'un dosage rigoureusement exact.

L'étude qui suit démontrera suffisamment toute l'importance du conseil que nous donnons, puisque tous les essais comparatifs ont été faits avec les Pilules et le Liniment Moussette.

Académie de Médecine

Séance du 29 janvier 1878

(Extrait du Rapport du Dr Oulmont)

Dans la séance de l'Académie de médecine du 29 janvier 1878, le Dr Oulmont, médecin de l'Hôtel-Dieu, faisait sur ce médicament un rapport dont voici les principaux passages :

L'aconitine, dit le Dr Oulmont, réussit parfaitement dans certaines formes de névralgie faciale essentielle, c'est-à-dire qui ne sont pas liées à d'autres lésions sans intermittence ni périodicité bien marquées, névralgies congestives comme les appelle M. Gubler, survenues le plus souvent à la suite de refroidissement. L'aconitine produit, dans ces cas, des guérisons d'une rapidité extrême, en deux ou trois jours. J'ai vu un cas de névralgie faciale datant de sept jours, sans périodicité bien marquée, et qui avait résisté au sulfate de quinine, céder instantanément et définitivement à 1/4 de milligramme d'azotate d'aconitine.

Le succès est plus marqué et plus rapide dans les névralgies récentes que dans les névralgies anciennes. On cite pourtant de ces dernières datant d'un mois, deux mois, cinq ans, qui ont guéri : la première au troisième jour, la deuxième au septième jour et la troisième en trois semaines. (LABORDE et FRANCESCHINI).

L'aconitine n'est pas sans action sur les névralgies ou les hypéresthésies secondaires, comme celles qu'on observe dans les *caries dentaires*, les *caries du rocher*, l'*otite interne*, les *paraplégies*, etc., etc.

Le *rhumatisme articulaire aigu* traité par l'aconitine nous a donné de beaux résultats. Chez quatre individus auxquels ce médicament a été administré à la dose, au début, de 1/2 milligramme par jour, augmentée tous les jours de 1/2 milligramme et portée jusqu'à 1 milligramme et 1 milligramme 1/2, la guérison est arrivée une fois en huit jours et la deuxième fois en dix jours. La température, de 39 à 38 degrés à l'entrée du malade, était descendue à 37°,2 et 36°,1, et le pouls était tombé dans les mêmes proportions. Dans les autres cas, la guérison a eu lieu également, mais seulement au quinzième et au dix-huitième jour, et la dose du médicament fut portée graduellement à 2 milligrammes et 2 milligrammes 1/2. L'action apyrétique fut également bien évidente, et la température descendit, vers le huitième et le neuvième jour, de 1 degré 1/2 à 2 degrés.

Les résultats obtenus par M. Gubler sont tout aussi remarquables (thèse de M. FRANCESCHINI, p. 52 et suiv.). Sur quatre observations qui ont été publiées et dans lesquelles les malades ont été traités par les injections hypodermiques de 1/2 milligramme une et deux fois par jour, jointes aux doses d'aconitine de 1/2 milligramme, prises à l'intérieur, portées graduellement de deux jusqu'à quatre doses par jour, la guérison eut lieu le sixième, le neuvième, le douzième et le treizième jour; une seule fois il resta une certaine raideur articulaire. L'action sur la douleur a été très rapide du deuxième au quatrième jour. Sur la fièvre elle a été plus lente, mais non moins manifeste.

Dans les *névralgies du trijumeau*, dit le professeur Gubler (1), ses effets sont véritablement merveilleux.

Fréquemment, les névralgies sont accompagnées d'accidents intermittents et périodiques bien marqués. Pour combattre cette complication, le Dr Moussette a eu l'heureuse idée d'associer à l'aconitine le quinium, dont l'indication est nette dans ces sortes d'affections.

M. le Dr Oulmont termine son travail par cette conclusion, que l'aconitine est un médicament bien défini, qui agit chez l'homme d'une manière sûre et régulière.

La *Société de Biologie*, à la séance du 28 février 1880, déclarait que :

Ce médicament produit des effets merveilleux dans le traitement des *névralgies faciales* à la condition

---

(1) Leçons de thérapeutique faites à la Faculté de médecine. — Paris 1877.

qu'elles ne soient pas symptomatiques d'une tumeur intra-cranienne alors même qu'elles auraient résisté à d'autres traitements.

La *Gazette des hôpitaux*, l'*Union médicale* du 25 novembre 1879, le *Progrès médical* du 6 décembre 1879, l'*Abeille médicale* et le *Courrier médical* (décembre 1879), le *Praticien* du 9 février 1880, ont publié des articles pour démontrer la supériorité de ce traitement sur tous les autres.

Leur conclusion est celle-ci :

En résumé, les études physiologiques et les observations cliniques, recueillies dans les hôpitaux de Paris, ont démontré que l'action sédative que le traitement du Dr Moussette exerce sur l'appareil circulatoire par l'intermédiaire des nerfs vaso-moteurs, indique son emploi dans les *névralgies du trijumeau*, les *névralgies congestives*, les *affections rhumatismales, douloureuses et inflammatoires*, etc.

A la *Société médicale des hôpitaux de Paris* (séance du 22 octobre 1880), à propos d'une communication du Dr Empis :

M. le Dr Desnos cite le cas d'un malade atteint d'aortite dont les souffrances étaient notablement calmées par l'aconitine Moussette. Mais il fait remarquer que le changement de provenance de l'aconitine donne des résultats tout à fait différents. M. le Dr Constantin (Paul) partage l'avis du Dr Desnos.

M. Dumas qui, lui aussi, a étudié l'action de l'aconitine, arrive aux mêmes conclusions. Il donne également la préférence à l'aconitine cristallisée (celle contenue dans les Pilules et le Liniment Moussette et préparée par Clin et Cie), parce que, dit-il, les autres espèces d'aconitine sont mal définies et inégales dans leur action.

(*Journal de Thérapeutique*, 10 janvier 1881.)

Les Pilules et le Liniment Moussette ont été l'objet d'expérimentations nombreuses dans les hôpitaux de Paris.

A l'hôpital de la Charité, par M. le Dr Landouzy, médecin des hôpitaux, professeur agrégé à la Faculté de médecine.

A l'hôpital Beaujon, par M. le Dr Raymond, médecin des hôpitaux, professeur agrégé à la Faculté de médecine.

A Montpellier, par le Dr Courty, professeur de clinique chirurgicale à la Faculté de cette ville.

Enfin, par le professeur Charcot, qui depuis plusieurs années emploie les Pilules Moussette avec succès, tant dans son service à l'école de la Salpètrière que dans sa pratique privée.

C'est qu'en effet les applications thérapeutiques des Pilules Moussette et du Liniment Moussette sont nombreuses. Outre leur emploi avantageux dans les *névralgies* et les *névroses,* telles que l'*asthme spasmodique,* la *toux convulsive,* les *palpitations nerveuses,* l'*angine de poitrine,* les *gastralgies,* la *chorée,* ces médicaments agissent efficacement contre l'*ascite,* l'*anasarque,* les *hydropisies,* la *dysurie.* Par leurs propriétés sudorifiques, ils rendent de réels services dans le *rhumatisme,* la *goutte,* les fièvres exanthématiques dont l'éruption sort mal. Enfin, par leur action dépressive sur le système musculaire, le cœur et les vaisseaux, ils sont recommandés contre les *raideurs tétaniques,* l'*hypertrophie du cœur* et les *anévrysmes de l'aorte.*

Un médicament expérimenté dans les hôpitaux de Paris par des professeurs distingués, étudié et approuvé par l'un de nos plus illustres savants, le Dr Oulmont, membre de l'Académie de médecine, sanctionné et admis par la Société de Biologie et la Société Médicale des hôpitaux de Paris, présente donc les garanties les plus sérieuses aux médecins et aux malades. Aussi ce médicament est-il classé désormais parmi les plus importants de la thérapeutique moderne et le seul efficace contre les névralgies, même les plus invétérées.

S'il est exact de dire que la névralgie récente guérit très rapidement sous l'influence de ce traitement, il est également vrai d'ajouter que des névralgies très anciennes guérissent parfaitement par cette médication. Des faits nombreux et sérieux constatés par des médecins distingués le prouvent suffisamment. Citons le suivant :

M. le Dr Verdalle, médecin en chef des hôpitaux de Bordeaux, a publié l'observation, qui lui est personnelle, d'une névralgie de la langue, horriblement douloureuse, guérie au bout de trois ou quatre jours par les pilules du Dr Moussette.

(*Journal de médecine de Bordeaux*, N° du 17 décembre 1882.)

ORDONNANCE A SUIVRE

DANS UN CAS DE NÉVRALGIE SIMPLE

1° *Prendre le matin à jeun, une heure avant le repas, une Pilule Moussette.*

2° *Prendre une seconde pilule vers onze heures du matin, une heure avant le repas.*

3° *Prendre une troisième pilule (ou deux si la névralgie est intense et chez un adulte) vers le soir, une heure avant le dernier repas.*

4° *Application sur le point douloureux d'une compresse de flanelle large de cinq à six centimètres et imbibée d'une cuillerée de Liniment Moussette. Réimbiber la compresse toutes les deux heures et avant de l'appliquer faire une légère friction sur la douleur ou bien faire une onction avec le doigt ou un pinceau de soie imbibé de Liniment. Alors recommencer l'opération toutes les heures.*

5° *Se tenir à la chambre, éviter le froid, ne sortir que lorsque tout symptôme douloureux aura disparu. Ne rien changer au régime alimentaire.*

6° *Si, pendant la maladie, il était survenu*

quelque trouble digestif, on prendrait, après la disparition de la névralgie, une ou deux Pilules de Tracy, le soir dans le potage.

La névralgie de la face, névralgie brachiale, dorsale ou intercostale, se traitent de la même manière. Cependant, dans certains cas anciens, on peut être obligé de remplacer le Liniment Moussette par la pommade hypodermique appliquée sur la peau, préalablement dénudée par un vésicatoire, ou bien l'on peut être obligé de porter la solution d'aconitine Moussette directement sur le nerf malade au moyen d'une injection sous-cutanée. Ces cas sont rares.

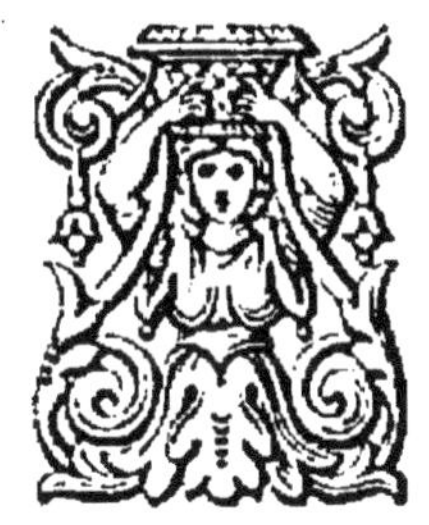

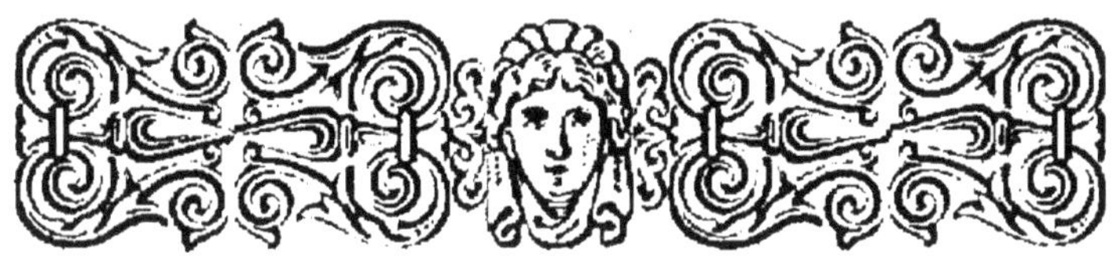

DE LA

Névralgie sciatique

La sciatique est la névralgie occupant la totalité ou une partie du nerf sciatique. C'est une des névralgies les plus fréquentes et les plus tenaces.

La douleur est très intense, elle existe presque toujours d'un seul côté, elle est intermittente ou continue. Elle consiste en sensation d'élancements, de brûlure, de tiraillement, de froid, etc., qui se propagent le long du nerf en s'irradiant dans la jambe malade. Elles s'accompagnent parfois de crampes et de mouvements convulsifs. Les malades interrogés sur le lieu précis de leurs douleurs tracent avec le doigt une ligne à la partie postérieure du membre indiquant, d'après la remarque de Cotugno, le trajet du nerf sciatique « aussi exactement que pourrait le faire un anatomiste consommé ».

Les douleurs sont souvent plus fréquentes le soir, et, dans l'intervalle des accès il est rare que le calme se rétablisse complètement.

La pression faite sur certains points appelés *foyers* exaspère la douleur. Les mouvements brusques, la toux, l'éternuement, le plus léger déplacement peuvent renouveler les accès de la sciatique. Il en est de même des efforts de défécation.

Lorsque la douleur est très violente, les *mouvements* du membre dans le lit suffisent pour l'exaspérer dans les points indiqués; dans le cas contraire, il faut, pour que cet effet ait lieu, que les malades *marchent*. C'est principalement au moment où, le pied appuyant par terre, le membre supporte le poids du corps, que la douleur se produit et acquiert son plus haut degré de violence. Il en résulte que le malade ose à peine poser son pied sur le sol ; que son membre fléchit brusquement dès que le poids du corps se fait sentir, qu'il se reporte rapidement sur l'autre jambe et qu'il boite sensiblement. Aussi, dans une sciatique d'une certaine intensité, les sujets ne peuvent-ils faire un pas sans s'appuyer sur un bâton, ou même sont-ils obligés de garder le lit. (VALLEIX.)

Parfois les douleurs sont telles que le malade est condamné à une immobilité complète. Il en résulte au bout d'un temps assez long cette semi-paralysie signalée par Cotugno ; mais en général on n'observe guère que de l'engourdissement de la partie inférieure du membre.

Lorsque la sciatique est déjà ancienne ou qu'elle est très douloureuse, il survient des signes de troubles généraux, c'est le commencement d'une névrose particulière, de ce que nous appelons une névralgie dégénérée.

M. le Dr Hubert Valleroux a fait remarquer que, presque dès le début, la sensibilité cutanée est altérée. Le professeur Notta a également signalé des phénomènes d'anesthésie cutanée dans certains points où elle formait des plaques insensibles. Ainsi, dès le début, on voit parfois des symptômes de *nervosisme*.

Quoi d'étonnant si, plus tard, ces symptômes s'accusent avec d'autant plus d'intensité que la névralgie sciatique est plus ancienne et plus douloureuse.

De toutes les névralgies la sciatique est donc celle qui a le plus de tendance à passer à l'état chronique, entraînant avec elle les désordres graves, tels que : hypocondrie, névropathie généralisée, atrophie des muscles, paralysie du membre ; il est donc important de ne rien négliger, de ne pas perdre de temps et de la traiter énergiquement dès son apparition.

1re ORDONNANCE A SUIVRE

POUR UN CAS DE SCIATIQUE SANS COMPLICATIONS

1° Prendre six Pilules Moussette par jour : deux le matin, deux à midi, deux le soir, une demi-heure avant le repas. N'augmenter la dose que sur autorisation du médecin traitant.

2° Application d'un vésicatoire sur un point (le plus douloureux pour commencer) du nerf sciatique, enlever l'épiderme soulevé après huit heures d'application, pansement avec la pommade hypodermique trois fois par jour.

Tous les deux jours, application d'un nouveau vésicatoire, à côté et en dessus du premier, le long du trajet du nerf, même pansement.

3° Le long du trajet du nerf et à distance de 10 centimètres du vésicatoire, appliquer une bande de flanelle de 6 centimètres de large sur 25 ou 30 centimètres de long et imbibée de Liniment Moussette, après avoir fait une friction légère le long du trajet nerveux. Humecter toutes les deux heures.

4° Entourer tout le membre malade, soit de flanelle, soit de ouate, de façon à donner au membre une chaleur élevée et constante.

Prendre une nourriture légère. S'il y avait constipation, prendre le soir deux Pilules de Tracy.

2e ORDONNANCE A SUIVRE

DANS UN CAS DE SCIATIQUE COMPLIQUÉ DE NÉVROSE

L'ordonnance qui précède doit être suivie de point en point ; il faudra ajouter :

Une demi-heure avant les Pilules Moussette prendre une cuillerée à café de la potion antineurasthénique dans une infusion de feuilles d'oranger sucrée à volonté. Idem à midi, idem le soir.

Nous avons l'habitude, dans le traitement de la sciatique, qu'il y ait ou non du nervosisme, *d'administrer cette potion, parce que, règle générale, il survient du nervosisme au bout de peu de temps, et que nous aimons mieux avoir à le prévenir qu'à le combattre plus tard. Puis la potion antineurasthénique par ses propriétés sédatives apporte son concours à la guérison de la névralgie sciatique. On ne saurait dans une névralgie aussi difficile à traiter s'entourer de trop de moyens d'attaque.*

3e ORDONNANCE A SUIVRE

DANS UN CAS DE NÉVRALGIE SCIATIQUE REBELLE

1° Suivre exactement le traité indiqué dans la première et la deuxième ordonnance, moins les vésicatoires qui seront remplacés par l'injection sous-cutanée d'aconitine Moussette en solution à la dose d'un cinquième de milligramme par seringue de Pravaz.

2° Si, par extraordinaire, le calme complet ne survenait pas, il faudrait en arriver à la médication substitutive, c'est-à-dire, injecter profondément dans le tissu cellulaire, au niveau d'un ou deux points douloureux, une certaine quantité d'une solution titrée de nitrate d'argent (soit cinq à dix gouttes d'une solution au dixième). Cette irritation artificielle est d'autant plus efficace qu'elle est suivie de suppuration.

3° S'il est survenu de graves désordres dans le membre, tels que paralysie ou atrophie musculaire, on parviendra à rétablir la vitalité par l'hydrothérapie et l'électricité.

Ire OBSERVATION DE SCIATIQUE

On est rarement obligé d'en arriver à l'emploi de ces traitements énergiques, comme le prouvent les guérisons suivantes :

Mme F..., femme d'un plombier du chemin de fer du Nord, demeurant à Fargniers, près Tergnier (Aisne), souffrait depuis plusieurs mois d'une sciatique chronique qui avait résisté à tous les moyens usités en pareil cas. La malade ne quittait plus le lit, la jambe gauche était paralysée, l'atrophie des muscles commençait et avait amené une diminution de deux centimètres dans la grosseur du membre. En même temps névrose intestinale, légère hypochondrie. Le traitement fut commencé le 25 mars 1880. Le 3 avril, Mme F..., guérie en huit jours, reprenait ses occupations journalières.

2e OBSERVATION

Mme B..., à C..., est exactement dans les mêmes conditions que la malade précédente, elle est alitée depuis quatorze mois, paralysée du membre, etc. Une de nos brochures lui tombe par hasard entre les mains, elle la lit, prend des pilules en cachette de son médecin, fait des applications de Liniment ; deux jours après elle allait mieux. Cette dame se décide alors à nous faire demander. On fait le traitement complet de la névralgie et de ses complications ; il est commencé le 29 septembre. Le 10 octobre, Mme B... se promenait dans les rues de la ville, complètement guérie.

3e OBSERVATION

M. V..., à B..., nous écrivait à la date du 18 octobre 1883 :

« Depuis *six mois* je suis atteint d'une sciatique qui me tient depuis le haut de la hanche et qui correspond jusqu'au mollet, tout à fait les cas que vous signalez dans votre livre pour les deux femmes de l'Aisne (même jambe gauche), dont j'ai connaissance depuis quatre jours.

« J'ai fait demander de suite les Pilules Moussette et le Liniment Moussette et je *ressens déjà un peu de soulagement*, mais comme mes douleurs ont été très fortes, je crois qu'il est utile de vous donner quelques détails sur la maladie et vous dire ce que j'ai fait pour guérir.

« Voici les traitements que j'ai fait et qui n'ont abouti à rien :

(Suit une énumération de traitement que nous ne pouvons donner.)

« Il y a deux mois je pouvais encore rester sur une chaise longue, mais depuis un mois et demi je suis retenu au lit et j'y reste continuellement ne pouvant plus supporter un fauteuil pendant le peu de temps que l'on me prépare un lit.

« Veuillez..., etc. « V... »

Un traitement énergique fut ordonné en raison des complications, de l'état général, de la chronicité de la névralgie, et le 4 février 1884, après trois mois de traitement :

« Depuis le 1er décembre je me trouve relativement bien, je marche sans souffrir et je ne boite plus.

« Depuis l'emploi et les pansements des six vésicatoires, je n'ai plus rien fait que de prendre trois fois par jour la potion anti-neurasthénique et encore depuis un mois je ne la prends que le matin, vous me ferez plaisir de me dire si je dois continuer, j'en ai encore un flacon.

« Vous voyez, mon cher Docteur, qu'après avoir bien souffert, il y a un mieux certain puisque je marche et puis m'occuper de mes affaires.

« Je vais en chemin de fer et en bateau et je ne me trouve nullement fatigué, je n'éprouve qu'une sorte de craquement dans les genoux, comment dois-je les traiter ?

« En attendant le plaisir de vous lire, je vous prie d'agréer mes sincères remerciements. « V... »

4e OBSERVATION

M. le Dr Mulhane nous écrit :

« Chez un forgeron du chemin de fer de Van Handle, j'ai traité une sciatique rebelle par l'aconitine à la dose de 0,025 par jour (soit huit Pilules Moussette), le malade guérit et put reprendre son travail. »

(Voir pour cette observation le *Courrier Médical* du 24 novembre 1883.)

Nota. — *Le malade ne doit jamais prendre ces doses sans le conseil du médecin.*

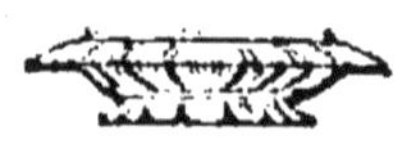

De la Gastralgie

La gastralgie est la névralgie spéciale de l'estomac; cette affection nerveuse est remarquable soit par la violence et la vivacité des douleurs, soit par la difficulté des digestions. Elle se distingue parfaitement de toutes les autres affections gastriques.

Comme cause prédisposante de la gastralgie on admet : l'anémie, le sexe féminin, le jeune âge, l'hérédité, le tempérament nerveux. (Nous verrons à l'article *Névrose* que ces dernières : hérédité et tempérament nerveux, admises comme causes ne sont autres que des névralgies chroniques transmises par la reproduction.) Certains aliments excitants ont une influence manifeste aussi bien que l'usage prolongé et l'abus de médicaments, tels que les purgatifs drastiques, le copahu, etc. Les passions vives, les fatigues de l'esprit, l'abus des plaisirs vénériens, tout ce qui tend à débiliter l'économie, à la rendre anémique, comme les sécrétions anormales, les pertes blanches, sont des causes de gastralgie.

Disons enfin qu'une étroite sympathie existe entre l'estomac et la matrice, à en juger par la fréquence de la gastralgie dans la grossesse, et chez les femmes atteintes de dysménorrhée ou menstruation difficile, et par l'influence que l'époque menstruelle exerce sur la production ou l'exaspération des douleurs d'estomac (1).

Les symptômes de cette maladie sont les suivants : digestion laborieuse, causée par un trouble nerveux de l'estomac, ou *dyspepsie ;* quelquefois coliques et borborygmes après les repas ; douleur vive, parfois atroce,

(1) Axenfeld : *De la Gastralgie.*

à l'épigastre, rappelant la sensation du fer rouge, d'un tortillement ou d'une violente contriction avec répit de quelques heures. Cette douleur peut se prolonger vers la région dorsale ou dans les deux hypocondres. Cependant, l'appétit n'est jamais complètement perdu, parfois même il est augmenté et l'on observe plus d'un cas de perversions de l'appétit désignées sous le nom de *pica* et de *malacia*. Les vomissements sont assez rares, les malades éprouvent néanmoins des *rapports nidoreux*, acides ou âcres après les repas. Ordinairement cet état est accompagné d'une constipation opiniâtre avec gonflement et tension du ventre. La *migraine* est la compagne obligée de ce cortège de symptômes morbides.

La douleur n'est pas absolument continue, mais revient par intervalles. Elle s'exaspère lorsque l'estomac n'a pas reçu d'aliments depuis quelques heures, plus rarement elle est déterminée par l'arrivée des ingesta dans ce viscère ; quelquefois elle se déclare seulement une demi-heure, une ou plusieurs heures après les repas. Elle s'apaise promptement chez les uns, d'autres la ressentent pendant toute la durée de la digestion et quelquefois encore longtemps après.

Enfin, outre la douleur interne profonde que les malades rapportent à la région de l'estomac, on constate souvent une douleur superficielle siégeant sur le trajet des nerfs intercostaux, la gastralgie ayant déterminé par action réflexe une névralgie intercostale. (HUCHARD.)

La gastralgie est une affection assez complexe, en raison même de son hérédité possible; elle est, en effet, assez fréquente chez les descendants des névropathes, elle est elle-même cause de nervosisme; il en résulte que le traitement lui-même doit être complexe dans certains cas et qu'il faut avoir une profonde connaissance des maladies nerveuses pour amener la guérison d'une maladie bénigne en apparence quoique fort douloureuse. L'ancienne médecine prescrivait à ces malheureux gastralgiques des toniques, du quinquina, des viandes rôties, de la pepsine, de la pancréatine, etc., et cela bien inutilement.

« Il est un point, dit Axenfeld, sur lequel « nous croyons devoir insister, c'est qu'on « ne saurait sans inconvénient faire abstrac- « tion de la sensibilité de l'estomac, quand « on se trouve en présence de ces faits « complexes de gastralgie dont nous venons « de parler. Née de l'exagération inévi- « table que les médecins mettaient il y a « peu d'années encore à bien établir l'in- « nocuité du traitement reconstituant et « stimulant, là où l'école physiologique en « proclamait l'usage pernicieux, incendiaire, « l'audace de la médication tonique menace « de tourner aujourd'hui à la routine. Des « aliments substantiels, principalement les « viandes rôties, les amers, sont uniformé- « ment prescrits à tous les gastralgiques ; et « trop souvent cette médication toute ra- « tionnelle en apparence, échoue, faute « d'une condition essentielle et qui est su- « bordonnée en grande partie à la sensibilité « gastrique : la tolérance. Combattre la

« douleur est le vrai moyen de faire digérer ; « et faire digérer, assimiler, n'est-ce pas « l'indication capitale dans une foule de « névropathies qui se rattachent à un état « de débilité générale ? Pour atteindre ce « but, on emploiera donc avec avantage les « moyens propres à calmer la douleur, *la « névralgie de l'estomac*, sauf aussitôt après « de mettre en œuvre la médication recons- « tituante ou la médication antidiathési- « que ou antineurasthénique, suivant l'o- « rigine. »

Dans ce dernier cas, la potion antineurasthénique et les pilules antispasmodiques peuvent seules guérir cette espèce de gastralgie, parce que le trouble de l'estomac est sous la dépendance d'une névrose qu'il faut absolument combattre et combattre avec d'autant plus de persévérance que la maladie est diathésique.

1re ORDONNANCE A SUIVRE

DANS UN CAS DE GASTRALGIE SIMPLE

1° *Prendre trois Pilules Moussette par jour, une le matin, une à midi, une autre le soir, une demi-heure avant de manger.*

2° *Application au creux de l'estomac d'une compresse de flanelle grande comme la moitié de la main et imbibée de Liniment Moussette, ou badigeonnage avec le pinceau.*

3° *Régime doux; eau rougie aux repas, pas de café, de thé, pas de liqueurs. Choisir parmi les aliments ceux qui paraissent digérer le plus aisément. Eviter les crudités.*

4° *Si, après guérison, on reconnait que la gastralgie est sous la dépendance d'une chlorose manifeste, il faudra prendre le traitement ferrugineux et suivre l'ordonnance donnée à l'article* Anémie.

2e ORDONNANCE A SUIVRE

DANS UN CAS DE GASTRALGIE AVEC NÉVROPATHIE

Ici, la gastralgie est diathésique, héréditaire, nous avons affaire à une névropathie, le traitement doit être plus complexe.

1° *Prendre trois Pilules Moussette par jour, une le matin, une à midi, une autre le soir, une heure environ avant le repas.*

2° *Application d'un vésicatoire au creux de l'estomac, enlever l'épiderme soulevé, pansement trois fois par jour avec la pommade hypodermique.*

3° *Une demi-heure avant le repas, c'est-à-dire une demi-heure après l'ingestion des Pilules Moussette, prendre une cuillerée à café de la potion antineurasthénique dans une infusion de feuilles d'oranger chaude et sucrée à volonté.*

4° *Même régime que celui indiqué à la première ordonnance.*

5° *Le malade une fois guéri devra s'abstenir de toute médication pendant un certain laps de temps mais qui ne devra pas dépasser trois mois, et reprendre son traitement (2e ordonnance moins l'article 2) pendant quinze jours environ. Puis cesser pendant trois mois, pour le reprendre quinze jours, sinon il y aurait à redouter une récidive dans le courant de l'année. Dans ces conditions on aura toute chance de guérison complète après trois traitements de quinze jours, sauf la première fois où le traitement doit être suivi pendant un mois.*

6° La constipation étant fréquente chez les gastralgiques, nous leur conseillons de prendre le soir en mangeant et de temps en temps une ou deux Pilules de Tracy. La composition non irritante de ces pilules nous oblige d'en conseiller l'usage aux gastralgiques et à toute personne qui veut régulariser les fonctions digestives.

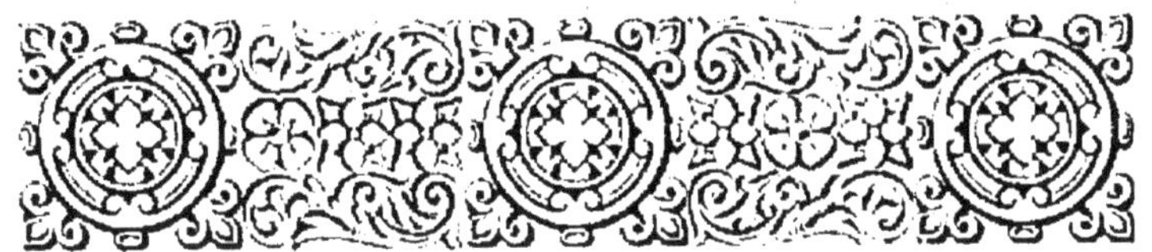

De la Céphalalgie

OU MIGRAINE

La migraine est une céphalalgie remarquable par son siège ordinairement unilatéral, fixé à la région de l'orbite, du sourcil, de la tempe; par les différents phénomènes nerveux qui l'accompagnent, tels que vertiges, troubles de la vue, nausées et vomissements; par le retour du mal sous la forme d'accès d'une durée généralement assez courte.

Fille de l'anémie, comme M. Barudel l'a démontré, la migraine peut aussi être héréditaire, en ce sens qu'elle est très fréquente chez les descendants des névropathes. Elle accompagne presque toujours la gastralgie et la dyspepsie.

La douleur qui d'abord est circonscrite à un petit espace, gagne ensuite les parties voisines à mesure que l'accès marche. Elle devient peu à peu intolérable et l'on croirait à une violente compression de la tête. Le bruit, la lumière deviennent insupportables, et la sensibilité du cuir chevelu est telle que le dérangement des cheveux exaspère énormément la douleur. Ajoutons à ces symptômes des nausées, parfois des vomissements, des troubles de la vue, de l'ouïe, des bourdonnements d'oreille, des sifflements et même quelquefois des hallucinations et des vertiges dans les cas violents, tels sont les phénomènes d'un accès de migraine.

1re ORDONNANCE A SUIVRE

DANS UN CAS DE MIGRAINE CHEZ UN ANÉMIQUE

1° *Dès le début de l'accès prendre deux Pilules Moussette à dix minutes d'intervalle* (1).

(1) *Ce médicament*, dit le Professeur Gubler, *a fait disparaître chez un de nos collègues les plus aimés, une Céphalée cruelle qui n'avait pas cessé un instant depuis plusieurs mois.*

2° Compresse de flanelle sur le front imbibée d'une grande cuillerée de Liniment Moussette. (La compresse aura 5 à 6 centimètres carrés.) Réimbiber la compresse toutes les deux heures, ou badigeonner la place avec le doigt ou un pinceau de soie.

3° Le soir, prendre deux autres Pilules Moussette.

4° Même traitement, le lendemain.

5° Se purger à la fin de la crise avec les Pilules de Tracy (deux ou trois).

6° L'accès passé, prendre le Fer Rabuteau d'une façon régulière et suivie. Combattre l'anémie par les moyens indiqués.

2e ORDONNANCE A SUIVRE

DANS UN CAS DE MIGRAINE HÉRÉDITAIRE

1° Suivre exactement l'ordonnance qui précède (paragraphes 1, 2, 3, 4 et 5).

2° Prendre la potion antineurasthénique même pendant l'accès, trois cuillerées à café par jour dans une infusion sucrée de feuilles d'oranger. Faire cela dix jours environ. Cesser dix jours, reprendre et ainsi de suite.

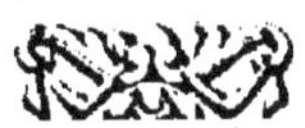

DE LA

Névralgie de la Vulve

La névralgie de la vulve est loin d'être rare au début et vers la fin de la fonction menstruelle et surtout chez les jeunes femmes pendant la grossesse au moment où elles vont accoucher.

Elle est caractérisée par des douleurs lancinantes intolérables, une cuisson, un sentiment de brûlure paraissant à des intervalles variables et irradiant de la vulve dans différentes directions, vers la vessie, le rectum et le sacrum. Cette douleur est exaspérée par le contact le plus superficiel. La douleur peut être assez violente pour empêcher les malades de dormir. Aussi n'est-il pas rare de voir les femmes surexcitées, inquiètes et troublées par cet état d'excitation des organes génitaux externes, tomber dans le découragement, une mélancolie profonde dont on peut à peine les tirer. Elles maigrissent, deviennent nerveuses, excitables et sujettes à des accidents hystériques. A l'inspection des organes rien d'anormal, sauf un peu de rougeur et un léger suintement muqueux. (HUCHARD.)

Ce prurit n'est autre chose qu'une névralgie de la vulve et le plus souvent l'un des symptômes de la névralgie lombo-abdominale. Il est assez fréquent chez les femmes anémiques et chez celles atteintes de nervosisme à un degré quelconque.

Cette névralgie a été longtemps considérée comme une affection de la peau, on la combattait par des lotions de bichlorure, le tannin, le sous-acétate de plomb, etc., sans obtenir le moindre soulagement.

Les travaux de Lisfranc, de Gosselin, de Gueneau de Mussy, d'Axenfeld, etc., ont démontré la véritable nature névralgique de cette affection.

ORDONNANCE A SUIVRE

1° *Prendre trois Pilules Moussette par jour, une le matin, une à midi, une le soir, une heure avant le repas.*

2° *Appliquer entre les lèvres une mèche de charpie enduite de pommade hypodermique, la renouveler matin et soir.*

3° *Bains de siège avec l'eau de son, eau de guimauve, matin et soir.*

4° *Dès que la douleur sera moins forte et qu'il sera possible, sans la provoquer, de faire des injections vaginales, on fera matin et soir une injection d'abord avec la décoction concentrée de guimauve, et plus tard avec le vin aromatique étendu de quatre fois son poids d'eau.*

5° *Si la malade est anémique, elle prendra par jour deux dragées de Fer Rabuteau.*

6° *S'il y avait surexcitation générale trop grande on calmerait le système nerveux en prenant deux pilules antispasmodiques.*

NOTA. — La pommade hypodermique calme également des démangeaisons dues à une affection de la peau. Elle est très efficace dans l'eczéma, mais, employée seule, elle ne guérit pas ces affections, *elle les calme.*

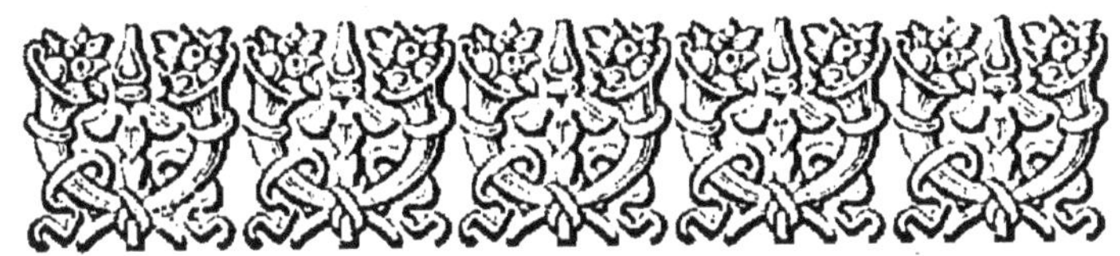

Du Rhumatisme

Qu'est-ce que le rhumatisme ?

Nous répondons, nous appuyant sur une expérience de vingt-cinq années, sur l'opinion d'hommes éminents, tels que les professeurs Roche, Cruveilhier, Valleix, etc., le rhumatisme est une névralgie ayant son siège dans les dernières ramifications nerveuses épanouies dans les muscles.

Cette définition du rhumatisme s'appuie sur des faits incontestables, mis hors de doute par la publication d'observations de douleurs affectant primitivement tous les muscles de l'épaule, puis gagnant les nerfs du bras et prenant en définitive les caractères de la névralgie.

Si la maladie existe dans un tronc nerveux principal comme le nerf facial ou brachial, on dit qu'il y a *névralgie ;* si la douleur se répand dans les filets nerveux d'un muscle, la maladie prend le nom de *rhumatisme.* Enfin, si elle s'étend à la peau, il en résulte une sensibilité excessive, il y a *dermalgie.* En définitive, c'est une seule et même maladie sous trois formes, chacune d'elles pouvant se montrer isolément ou toutes ensemble.

Les causes du rhumatisme sont les mêmes que celles indiquées aux névralgies chapitre précédent : impression prolongée du froid et surtout du froid humide.

Les symptômes diffèrent un peu de ceux de la névralgie, mais ce ne sont que des nuances dues au siège de la maladie, il importe néanmoins de les connaître. Au lieu d'élancements aigus, d'éclairs de douleurs, le malade éprouve une sorte d'*épreinte* musculaire. La douleur, d'abord sourde, augmente peu à peu d'intensité, puis devient parfois intolérable. Les malades se plaignent d'éprouver une *contraction,* les douleurs cessent un instant pour reprendre avec violence. Si l'on presse la partie malade on cause une vive douleur et, règle générale, tout le muscle est sensible à la pression, mais cette douleur provoquée est toujours moins grande que la douleur produite par les accès ou par la pression sur les points spéciaux de la névralgie.

Le caractère essentiel du rhumatisme c'est la *douleur produite pendant les mouvements qui nécessitent la contraction des muscles affectés.*

Cette douleur est si vive que le malade arrête brusquement le mouvement commencé, qu'il pousse des cris et des gémissements, aussi ne trouve-t-il de soulagement que dans l'immobilité absolue. C'est ce que l'on observe d'une façon si frappante dans les MAUX DE REINS (*lumbago, pince*).

Si, dans le jour, le malade peut, par la position, modérer un peu la violence des douleurs, il n'en est pas de même pendant la nuit; il s'endort, bientôt la position devient insupportable, instinctivement il en cherche une autre, il est brusquement réveillé par la douleur. Ce fait se renouvelant constamment, le malade passe, dans une continuelle agitation, une nuit de souffrances atroces. Le rhumatisme de l'épaule et des reins donne les exemples les plus vrais de cette pénible situation.

Tels sont les principaux caractères du rhumatisme *à l'état aigu.*

Ajoutons, pour compléter cette description, que rarement le rhumatisme aigu se déplace. Le fait ne se rencontre que dans le rhumatisme chronique dont nous allons dire quelques mots.

D'abord, cette forme chronique est extrêmement fréquente. Les douleurs sont généralement moins vives, elles n'empêchent pas le malade de vaquer à ses occupations journalières; elles reviennent à des intervalles éloignés, elles finissent par fatiguer le malade et aigrir son caractère. Souvent elles se font sentir dans la matinée et se dissipent par l'exercice musculaire, après une courbature de quelques heures.

Cet état chronique peut avoir de fâcheuses

conséquences; les cas d'*atrophie musculaire* et de *paralysie*, ayant pour cause la chronicité du rhumatisme, sont loin d'être rares. Et cependant il est si facile de se débarrasser de cet hôte incommode!

On trouve parfois, dans l'anémie, des douleurs vagues que jusqu'à présent on avait regardées comme des névralgies, mais qui, d'après M. Germain Sée, ne sont autre chose que des douleurs musculaires, que des *fatigues musculaires douloureuses* (1). En effet dans un certain nombre de cas la douleur n'affecte pas le trajet des nerfs, mais elle occupe la portion charnue du muscle. Elle est exaspérée par une pression modérée sur des points qui ne sont pas en rapport avec la distribution nerveuse; elle augmente par la fatigue, les mouvements, diminue par le repos, ce qui n'a pas lieu pour les névralgies.

Le rhumatisme musculaire est également

---

(1) G. Sée. — Leçons de Pathologie expérimentale : *Du Sang et des Anémies*, p. 226; 1866.

très fréquent chez les femmes hystériques, mais ici comme dans l'anémie, le froid humide n'est pas la cause de la maladie ; elle est due à la pauvreté du sang en globules, ce qui rend les muscles plus aptes à subir les effets de l'énervation, les éléments nutritifs leur font défaut, les échanges gazeux ne s'y font plus que d'une manière incomplète et, pour ce double motif, il suffit du fonctionnement normal pour les surmener. (AXENFELD.)

Le traitement de ces deux dernières formes de rhumatisme diffère nécessairement du traitement du rhumatisme musculaire ou névralgique causé par le froid humide.

1re ORDONNANCE A SUIVRE

1° *Prendre trois pilules antinévralgiques Moussette, une le matin, une à midi, une autre le soir, une heure avant le repas.*

2° *Enduire les reins ou la partie rhumatisante avec un petit morceau de flanelle ou un pinceau de soie imbibé de Liniment Moussette;*

on recommencera toutes les deux heures. Laisser la flanelle sur les reins.

3° *La chaleur facilitant l'absorption du médicament, il est très utile d'appliquer sur la partie douloureuse un cruchon d'eau chaude enveloppé d'un linge épais.*

4° *Se tenir très chaudement à la chambre et le plus possible dans le lit.*

5° *Se purger avec deux ou trois Pilules de Tracy dès la cessation des douleurs.*

2e ORDONNANCE A SUIVRE

DANS UN CAS DE RHUMATISME PRODUIT PAR ANÉMIE

1° *Combattre l'anémie par le Fer Rabuteau.*

2° *Toniques, vins de quinquina.*

3° *Onctions avec le Liniment Moussette sur la partie douloureuse.*

4° *Exercices en plein air, bonne alimentation, vin de Bordeaux.*

3e ORDONNANCE A SUIVRE

POUR UN RHUMATISME CHEZ UN NÉVROPATHE

1° *Prendre deux dragées de Fer Rabuteau tous les jours.*

2° *Même traitement local que précédemment.*

3° *Prendre six pilules antispasmodiques, deux le matin, deux à midi, deux le soir.*

4° *Grands bains une ou deux fois par semaine.*

5° *Après quinze jours de ce traitement, on abandonnera les pilules antispasmodiques pour prendre un nombre égal de dragées de bromure de Clin.*

6° *Régime tonique, fortifiant, etc.*

Le traitement local par le Liniment Moussette en onctions et la chaleur appliquée ensuite est un moyen qui calme en très peu de temps les rhumatismes le plus douloureux. C'est le spécifique des douleurs rhumatismales, et il a le grand avantage pour les rhumatisants de se conserver indéfiniment, à condition de boucher le flacon.

De la Goutte

Un individu présentant toutes les apparences d'une bonne santé, se met au lit. Après quelques heures de sommeil il se réveille subitement, en proie à une douleur plus ou moins vive, ayant pour siège l'articulation métatarsienne d'un des gros orteils; fréquemment il éprouve en outre un léger frisson. La douleur augmente graduellement dans le pied; elle s'accompagne d'une sensation de brûlure, de battements, de tension et de raideur. Il y a de l'agitation.

Après quelques heures, il y a un peu de calme et le sommeil survient, puis une douce transpiration. Le matin on trouve le gros orteil gonflé, la peau est d'un rouge sombre, tendue et luisante; la jointure est sensible.

Au plus haut degré de l'accès, la douleur de la partie affectée est excessive, à ce point que le poids des draps du lit, et même l'ébranlement communiqué au plancher quand on marche dans la chambre, deviennent intolérables au malade. Les mêmes phénomènes se reproduisent les nuits suivantes pour cesser de nouveau le matin suivant et le malade pourra souffrir plusieurs jours de suite et même plusieurs semaines. (GARROD.)

Cette attaque de goutte disparaît puis au bout d'un temps plus ou moins long reparaît pour disparaître à nouveau et revenir chaque fois avec une intensité plus grande. Finalement la goutte passe à l'état chronique, détériore l'organisme, amène la déformation permanente et la rigidité des jointures, détermine le dépôt de *tophus* et d'autres accidents et empoisonne ainsi l'existence des malades.

Ces tophus, ces concrétions qui se déposent autour des articulations malades, sont composés *d'urate de soude*. Dès que les dépôts se forment, on voit survenir l'ankylose de l'articulation. Le sang des goutteux analysé montre une grande quantité d'acide urique et d'urate de soude, tandis que les urines donnent une quantité d'acide urique au-dessous de la quantité normale, au début de l'accès; plus tard la proportion augmente pour décroître de nouveau. En somme chez les goutteux le chiffre de l'acide urique tend à s'abaisser au-dessous du taux normal et ce caractère se prononce de plus en plus à mesure que la maladie s'invétère.

Les causes prédisposantes de la goutte sont l'hérédité, l'âge, le sexe, le régime alimentaire, le défaut d'exercice. Les causes occasionnelles sont le froid humide, la fatigue intellectuelle, etc.

Il est inutile d'insister longuement sur la cause hérédité. Pour peu qu'on ait étudié la goutte, on ne peut manquer de reconnaître le rôle important que joue la prédisposition héréditaire dans le développement de cette maladie.

La goutte est plus fréquente de trente à quarante ans et le sexe masculin y est plus sujet que le sexe femelle.

De toutes les causes, la plus influente, la plus puissante, la moins contestable, c'est le régime ; c'est l'usage abusif des boissons fermentées, c'est la nourriture animale prise en trop grande abondance. C'est l'excès de la recette sur la dépense physiologique. C'est là une des vérités les mieux établies en médecine.

Traitement de la Goutte.

La goutte est-elle une maladie curable ? Oui, d'autant plus curable que l'on est plus près du début. Néanmoins même à une époque avancée de la maladie on peut voir s'éloigner les accès, les voir diminuer d'intensité et même guérir complètement, s'il n'y a pas de lésions des reins trop prononcées. Pour arriver à la guérison, il faut chez le malade une volonté énergique et persévérante que l'on rencontre rarement; il lui faut suivre un régime sévère que l'on peut résumer ainsi : 1° prescription formelle, absolue de boissons fermentées, ne boire que de l'eau; 2° abstinence *presque* complète de nourriture animale, se nourrir à peu près exclusivement de légumes; 3° prendre chaque jour un exercice musculaire modéré mais suffisant pour aller jusqu'à la fatigue.

Quant aux médicaments nous allons indiquer ceux qui conviennent dans le traitement de l'accès de goutte, et ceux qu'il faut prendre une fois l'accès passé.

1° *Accès de goutte.* — La diète est de rigueur et l'expérience a démontré que les accès ont d'autant plus de durée que l'on n'a pas suffisamment tenu compte de la nécessité de la diète.

Il y a de l'inflammation, de la fièvre, de la douleur, on calmera ces symptômes en prenant quatres Pilules Moussette par jour, parce que, dans cette affection, dit le professeur Gubler, elles ont une efficacité reconnue, *non pas en poussant à la sudation ou à la diu-*

rèse, mais en calmant à la fois l'éréthysme nerveux et vasculaire. C'est également pour ce motif que le Liniment Moussette rend aux goutteux de si grands services en calmant leurs douleurs par une application de ce liniment sur la jointure malade. En même temps on administrera des boissons nitrées. Ces médicaments ne sont pas des guérisseurs de la goutte, ils n'ont d'action que dans l'accès en le réduisant à sa moindre limite, en calmant la douleur, en maîtrisant la fièvre, en rendant le repos et le sommeil au malade.

2° *Après l'accès de goutte.* — Dès que les premiers accidents sont calmés, il faudra cesser le premier traitement, celui de l'accès, pour faire usage du Sirop Moussette, qui, par sa composition, réunit les seules substances (*colchicine, gayacine, salicylate de soude*) ayant une efficacité légitimement constatée par l'expérience dans cette cruelle et douloureuse maladie. Les communications faites sur ces médicaments à l'Académie de médecine par le professeur Germain Sée, celles du professeur Garrod ne peuvent laisser aucun doute à cet égard.

Aussi n'est-ce pas sans un profond étonnement que nous voyons des personnes probablement étrangères à l'art de guérir, oser attaquer les propriétés curatives de la colchicine et du salicylate de soude, les considérer comme les médicaments les plus dangereux, les accuser de faire remonter la goutte au cœur et même de tuer les malades.

De telles appréciations, aussi fausses qu'intéressées ne peuvent être admises par la science.

Lorsque des hommes de la valeur de Garrod, Watson, Home, en Angleterre; de Locker, Balber, en Suisse; Lobstein et le professeur G. Sée, en France, ont publié de nombreux faits de guérison de goutte par la colchicine et le salicylate de soude, on a mauvaise grâce, quoique pharmacien, à venir contester à ces savants et leur savoir et leur probité scientifique.

Watson dans ses leçons de médecine pratique disait :

« Le colchique calme d'une manière pres-

« que magique les douleurs de la goutte. « Après son administration la brusque dis- « parition de l'inflammation goutteuse est « quelquefois le seul phénomène qui se « laisse apercevoir. Aujourd'hui le malade « est perclus, en proie aux plus atroces dou- « leurs, demain il pourra se trouver tout à « fait bien, en état de marcher. »

Et plus loin, à propos de la forme chronique de la goutte :

« Je crois, dit-il, que la meilleure mé- « thode à suivre pour chasser le mal de ses « derniers retranchements est de continuer « à administrer le colchique à petites « doses.

« Il est possible de faire disparaître les « reliquats que laisse après lui l'accès de « goutte par l'emploi continu du colchique « à doses altérantes, c'est-à-dire capables de « produire l'effet thérapeutique d'une ma- « nière graduelle et insensible, mais je crois, « en outre, qu'en administrant le colchique « suivant cette même méthode dès la pre- « mière apparition des symptômes prémoni-

« toires on parviendrait souvent à prévenir « le développement des accès. »

Le professeur Gubler, dans ses *Commentaires thérapeutiques*, à propos de Garrod, dit :

« D'après cet auteur dont personne ne « conteste l'autorité en pareille matière, les « principales indications d[illegible] colchicine « sont :

« 1° Dans le cours de la goutte aiguë où « elle exercerait une action vraiment spéci- « fique sur l'inflammation des jointures ; « 2° dans la goutte chronique dont elle peut « conjurer les exacerbations ; 3° dans l'in- « tervalle des accès afin de s'opposer au « développement des paroxysmes. »

Le professeur Germain Sée, membre de l'Académie de médecine, a fait à la savante assemblée une communication dans laquelle il dit, à propos du salicylate de soude :

« C'est dans la goutte aiguë et chronique « que les résultats du salicylate de soude « sont les plus remarquables. Dès mes pre- « mières expériences je fus frappé de la

« promptitude avec laquelle les accès aigus « les plus douloureux furent enrayés. La « goutte chronique ne se prête pas moins « bien aux applications de la méthode sali- « cylique. Par cette méthode de traitement « continué, mais à doses modérées, les « malades sont absolument à l'abri de tout « accès aigu. »

N'insistons pas davantage. De tels témoignages suffisent pour éclairer le malade.

1re ORDONNANCE A SUIVRE

TRAITEMENT DE L'ACCÈS

1° *Prendre quatre Pilules Moussette par jour, une le matin, une à midi, deux le soir.*

2° *Badigeonner la jointure avec le doigt ou un pinceau enduit de Liniment Moussette. Toutes les heures nouvelles onctions avec une ou deux cuillerées à café de liniment.*

3° *Diète absolue.*

4° *Pour boisson, faire une décoction de 30 grammes de feuilles de frêne dans un litre et demi d'eau, laisser bouillir cinq minutes; à boire dans les vingt-quatre heures.*

2e ORDONNANCE A SUIVRE

1° *Lorsque la fièvre a cessé, que les accidents généraux ont disparu, que la douleur goutteuse est moins poignante, commencer l'usage du sirop antigoutteux de colchicine (Sirop Moussette) à la dose de deux grandes cuillerées par jour, une le matin, une le soir, et cesser toute autre médication.*

2° *Boire la décoction de feuilles de frêne.*

3° *Trois ou quatre jours plus tard, on augmentera la dose de sirop pour arriver à quatre cuillerées par jour.*

4° *On prendra le sirop pendant huit ou dix jours, puis on le cessera pour le traiter d'après la méthode d'alternance indiquée par Watson. On agira alors de la façon suivante.*

5° *Prendre pendant huit jours une grande cuillerée de la solution Clin. Puis on cessera pour revenir au Sirop Moussette, une cuillerée matin et soir, puis trois cuillerées par jour le troisième jour, puis quatre cuillerées le cinquième jour, cesser vers le huitième jour.*

6° *Revenir alors à la solution Clin.*

7° Il est bon, utile de se purger de temps en temps, soit avec un purgatif salin, mieux encore avec les Pilules de Tracy, deux ou trois le soir en prenant le potage.

3e ORDONNANCE A SUIVRE

DANS L'INTERVALLE DES ACCÈS

1° *La deuxième ordonnance ayant été suivie pendant six semaines à deux mois, le régime alimentaire modifié comme il a été prescrit, on se reposera pendant un mois de tout traitement.*

2° *On entreprendra alors le traitement par les alcalins pour combattre l'altération du sang qui se rencontre toujours dans la goutte chronique. Il faut éliminer l'urate de soude formé sous l'influence d'une mauvaise assimilation et son manque d'élimination par les reins.*

On prendra conséquemment trois des paquets de poudre de Garrod dans la journée, une heure avant le repas et dans un verre de limonade gazeuse (1).

---

(1) Cette poudre doit être composée avec des sels d'une pureté absolue.

3° On fera une saison à Vichy, mais à la condition de ne pas abuser des eaux. Deux verres par jour suffisent en général.

4° Après un ou deux mois de ce traitement par les alcalins, on se reposera environ deux mois et l'on reviendra ensuite au sirop de colchine et à la solution Clin, d'après la méthode d'alternance que nous avons indiquée.

Tout malade qui suivra scrupuleusement le traitement et aura l'énergie nécessaire pour se soumettre au régime alimentaire que nous prescrivons aura pour lui toutes les chances de guérison.

De la Neurasthénie

OU NERVOSISME

Nous avons vu qu'une névralgie non soignée ou mal traitée passe à l'état chronique et amène des désordres nerveux généraux après avoir troublé les fonctions des organes auxquels se rendent les nerfs malades. Nous avons indiqué cet état comme formant la première période d'un état particulier appelé *Nervosisme*, état nerveux, ou *Neurasthénie*, mots que nous considérons comme synonymes. Certes, le nervosisme ne reconnaît pas pour cause unique la présence prolongée d'une névralgie. Nous disons seulement que la névralgie engendre souvent la névrose, comme l'anémie engendre la névralgie, et que ce sont trois membres d'une même phrase pathologique.

Ce qui domine dans le caractère des névralgies non guéries à l'état aigu, c'est l'*universalité* des symptômes nerveux qui se présentent bientôt. L'affection, de locale qu'elle est dans le principe, se généralise et toutes les grandes fonctions de l'économie sont plus ou moins troublées, principalement la digestion, la nutrition, la circulation et l'innervation. (Dr Fleury.)

Les malades éprouvent du côté de la digestion des troubles sérieux, l'appétit se perd, la vue des aliments inspire parfois un dégoût insurmontable, les douleurs gastralgiques aiguës surviennent avec une opiniâtre constipation. Les malades maigrissent de plus en plus et finissent par arriver au plus haut degré de l'émaciation.

La circulation présente des désordres d'un autre genre, il existe des palpitations violentes, sans lésion organique du cœur. Le pouls est faible, parfois le malade a un peu de fièvre le soir ou la nuit. Les forces disparaissent, la marche est impossible, à peine peut-on se tenir debout.

Du côté de l'innervation se montrent les phénomènes les plus sérieux.

Des douleurs névralgiques irrégulières se font sentir tantôt dans un point, tantôt dans un autre, l'estomac, le foie, l'utérus, la vessie n'échappent pas à ces douleurs.

Les malades sont d'une irritabilité nerveuse excessive, d'une impressionnabilité extrême ; le plus léger bruit les fait tressaillir. La lumière, la musique, le monde, la conversation, la lecture, toute espèce d'occupation de travail intellectuel, de contention d'esprit ne peuvent plus être supportés ; ils perdent le sommeil et sont en proie, pendant la nuit, à des terreurs et à des hallucinations, à une agitation fébrile que termine, vers le matin, une sueur plus ou moins abondante. Leur caractère est presque toujours modifié ; ils deviennent irascibles, capricieux, tristes ; la moindre émotion, la plus légère contrariété les jette dans un désespoir qui n'est nullement en rapport avec la cause qui l'a produite. Quelques-uns tombent dans une véritable lypémanie qui leur fait désirer la mort; ils ont des alternatives de gaieté et de tristesse, d'espérance et de découragement profond.

Tel est cet état névropathique, esquissé à grands traits, dont la cause est presque toujours une névralgie transformée, dégénérée; les médecins vous décorent cela d'état nerveux et consolent leurs malades en disant : « *ce n'est rien, c'est nerveux* », sans doute pour justifier leur insuccès passé et légitimer leur inaction future.

Et pendant cette inaction la maladie marche à grands pas vers la troisième période, celle où elle devient partie essentielle et intime de l'individu, c'est-à-dire diathésique ou passée dans le sang. Or une diathèse, suivant la définition de Trousseau, n'étant autre chose que l'universel d'une maladie générale, peut se manifester par tous les troubles possibles des fonctions spéciales et le malade pourra ttansmettre sa diathèse nerveuse par génération, comme on transmet la syphilis, la goutte, la pthisie, etc. On donnera ainsi naissance à des individus atteints de ces névroses irrégulières qui se décomposent en plusieurs affections partielles, opiniâtres, protéiformes s'attaquant à tous les organes et y simulant une foule d'affections diverses. En général, lorsqu'une névrose est associée à d'autres phénomènes morbides étrangers aux névroses, tels que fluxions, congestions, vices de sécrétion, on peut affirmer sans crainte de se tromper que cette névrose est diathésique, conséquemment on devra, dans le traitement, combattre cette diathèse en même temps que le nervosisme.

Les névroses irrégulières peuvent s'associer aux névroses simples pour former ces névroses composées dont la pratique médicale est pleine. Ces associations existent souvent entre l'hystérie et l'hypocondrie, l'hystérie et la chorée, l'éclampsie et l'hystérie, les palpitations nerveuses, la gastralgie, etc. *Elles sont toujours le fruit d'une diathèse nerveuse transmise par génération et produisent ces maladies indéchiffrables* que l'on confond avec des maladies inflammatoires ou des lésions organiques. (TROUSSEAU.)

En résumé, et tout en regrettant de ne pouvoir nous étendre plus longtemps sur ces diverses transformations de la névralgie, nous dirons qu'une névralgie non guérie peut amener :

1° Un nervosisme spécial et sans gravité dans le principe, n'amenant guère d'autres troubles que ceux produits dans les organes où se rendent les nerfs malades.

2° Plus tard, une généralisation de l'état névropathique et troubles diffus, variables, irréguliers dans tout l'organisme.

3° Enfin, la diathèse nerveuse que le malade peut transmettre par la génération à ses descendants, qui sont, dès leur naissance, des névropathes chez lesquels la névropathie est presque toujours associée à des troubles fonctionnels de diverse nature et quelquefois incurables.

Traitement du Nervosisme.

Deux indications se présentent dans le traitement du nervosisme :

1° Combattre la cause (*névralgie, arthritis ou herpétisme, anémie*, etc.).

2° Combattre la névrose, ses accidents et ses complications.

La méthode est donc assez complexe et nous donnons le conseil au malade pour ne pas faire fausse route, avant de suivre une des ordonnances que nous formulons plus loin de demander notre avis.

Dans le traitement des névroses, il est de la plus haute importance de prendre des médicaments exempts de toute falsification ou impureté. Tout le secret de nos succès est dans la *pureté absolue* des principes actifs de la potion antineurasthénique que nous employons, et de tous les autres médicaments, dans leur manipulation minutieuse, et le mode de conservation et de purification employé par le préparateur.

Le professeur Axenfeld considère ce principe actif comme un médicament admirable qui doit être employé suivant certaines règles qu'il passe en revue. Il ajoute que le médicament doit être d'une pureté complète (1). Otto (2) dit que ce qui détermine ses excellents effets, c'est qu'il agit moins comme médicament vasculaire que comme modérateur puissant de la force excito-motrice du bulbe, que telle est la raison pour laquelle il réussit si bien dans les névroses.

1re ORDONNANCE A SUIVRE

POUR UN CAS DE NÉVROSE D'ORIGINE NÉVRALGIQUE

1° *Application de vésicatoires volants le long de la colonne vertébrale, d'abord un vésicatoire entre les épaules; quand il sera sec, en appliquer un autre environ cinq centimètres au-dessous du premier et ainsi de suite jusqu'à la base de la colonne vertébrale. Laisser le vésicatoire*

---

(1) AXENFELD : *Traité des Névroses*, p. 868.
(2) OTTO : *Arch. f. Psych.* 1876.

dix heures puis enlever l'épiderme soulevé, pansement trois fois par jour avec la pommade hypodermique.

2° *Prendre quatre Pilules Moussette par jour, une le matin, une à onze heures, deux le soir.*

3° *Une demi-heure après les pilules et trois fois également par jour, on prendra une* cuillerée à café *de la potion antineurasthénique dans une infusion de tilleul ou de feuilles d'oranger. Vingt ou trente minutes ensuite on pourra manger.*

4° *Lorsque l'on aura terminé la boîte de Pilules Moussette, on les remplacera par les pilules antispasmodiques, à la dose de six pilules par jour, deux le matin, deux à onze heures, deux le soir, et cela pendant huit jours pour reprendre ensuite les Pilules Moussette.*

5° *Les bains chauds sont souvent utiles.*

6° *Régime alimentaire plutôt fortifiant. Eviter le froid humide, les émotions vives, rechercher le calme. S'il y a constipation, prendre une ou deux Pilules de Tracy.*

7° *Suivre ce traitement pendant un mois.*

2ᵉ ORDONNANCE A SUIVRE

POUR UN CAS DE NÉVROSE D'ORIGINE RHUMATISMALE OU ARTHRITIQUE

1° *Prendre la solution Clin, deux cuillerées par jour.*

2° *Prendre la potion antineurasthénique comme il est indiqué au paragraphe 3 de l'ordonnance qui précède.*

3° *Prendre six pilules antispasmodiques par jour, une-demi heure après la potion, deux le matin, deux à midi, deux le soir.*

4° *Même régime.*

3ᵉ ORDONNANCE A SUIVRE

DANS UN CAS DE NÉVROSE D'ORIGINE HERPÉTIQUE

1° *On prendra matin et soir une dragée arsenicale. On augmentera d'une dragée le quatrième jour, d'une autre le sixième et ainsi jusqu'à six dragées par jour.*

2° *Un quart d'heure après, on ingérera une cuillerée à café de la potion antineurasthénique dans une tasse d'infusion de feuilles d'oranger. Idem à midi, idem le soir.*

3° *Un quart d'heure ensuite, on prendra deux pilules antispasmodiques. Idem à midi, idem le soir.*

4° *Trois bains par semaine avec les sels de salins.*

5° *Ce traitement doit être suivi pendant un mois, puis repris par précaution trois mois plus tard. Même observation pour les ordonnances relatives aux névroses.*

4e ORDONNANCE A SUIVRE

DANS UN CAS DE NÉVROSE D'ORIGINE ANÉMIQUE

1° *Prendre le Fer Rabuteau, comme il est indiqué à l'article* Anémie.

2° *Vin de quinquina du Codex.*

3° *Prendre la potion antineurasthénique et les pilules antispasmodiques, comme il est indiqué aux autres ordonnances, savoir : trois cuillerées à café de potion et six pilules.*

4° *Il est clair que si, dans le cours de ces névroses, d'origine herpétique ou arthritique, il se présentait une complication de névralgie, ce qui est loin d'être rare, il faudrait avoir recours aux Pilules Moussette.*

5° Suivre le traitement pendant un mois.

Outre le traitement physique il y a le traitement hygiénique et moral à faire suivre à tous les névropathes, et le traitement est de la plus grande importance pour le succès. Il faut à ces malades une vie tranquille, calme, autant que possible à la campagne, les entourer d'amis dévoués et de prévenances de toute nature, leur éviter toute préoccupation, toute inquiétude, tout ennui, leur éviter la solitude, l'oisiveté, la lecture des romans, leur faire faire de longues promenades, prendre de l'exercice, faire du massage et des frictions avec un gant de crin anglais sur tous les membres; exercer le corps, ne pas fatiguer l'esprit, voilà la règle pour éviter tout ce qui conduit à la vie contemplative.

Dans certaines névroses présentant des caractères d'irritation spinale, nous avons employé l'électricité avec succès en courants continus le long de la colonne vertébrale.

L'hydrothérapie n'est pas toujours bien supportée et les bains de mer ne réussissent pas toujours.

En général, avec les moyens que nous prescrivons suivis avec persévérance pendant un mois environ, *on verra bientôt se modifier l'état général des malades, se rétablir dans leur intégrité les fonctions digestives et nutritives, l'embonpoint se développer, disparaître les douleurs névralgiques, l'action nerveuse se régulariser; on obtiendra, en un mot, la guérison complète d'une maladie contre laquelle toutes les ressources de l'art étaient venues échouer. Il sera prudent de revenir au traitement une fois, au moins, dans le courant de l'année qui suivra la guérison.*

OBSERVATION REMARQUABLE

DE NÉVRALGIE COMPLIQUÉE DE NÉVROSE

Mme P..., demeurant à sa campagne, à Labretelle, près Noyon (Oise), était malade depuis sept ans environ. Le début de la maladie remonte, en effet, à l'hiver de 1873. Elle fut prise alors de douleurs aigues dans les lombes, douleurs auxquelles elle ne prêta pas une attention suffisante. En 1874, ces mêmes douleurs s'irradient vers la région abdominale, la malade ne s'en inquiète pas encore, elle souffre et espère voir disparaître ce qu'elle croit être un rhumatisme. En

1875, des troubles fonctionnels des voies digestives commencent à apparaître lentement; l'appétit se perd, les digestions sont pénibles, l'intestin douloureux fonctionne irrégulièrement; le ventre grossit, des malaises de toute nature accablent la malade, en un mot le nervosisme apparait avec son cortège de symptômes multiples. Mme P... se décide à appeler un médecin. Une année se passe sans obtenir le moindre soulagement. Loin de là, les symptômes précédents augmentent d'intensité, l'abdomen se développe de plus en plus, il est très sensible à la pression et les douleurs internes deviennent parfois intolérables. L'estomac devient de plus en plus rebelle. Désespérée, Mme P... se décide à partir pour Paris au mois de mai 1877. Le médecin qu'elle consulte diagnostique une tumeur des ovaires et ordonne un traitement à l'iodure de potassium, traitement ponctuellement suivi, mais qui n'amène aucun résultat. Mme P... consulte alors d'autres médecins, puis, en 1878, plus malade que jamais, elle prend une chambre dans l'un des hôpitaux de Paris. Là, sous l'œil du médecin, mieux soignée que dans son appartement de la rue Monge, elle aura guérison, elle l'espère du moins. Le médecin, en présence du météorisme abdominal, de la sensibilité au moindre toucher, diagnostique une péritonite chronique, prescrit des vésicatoires et le traitement ordinaire de la péritonite. Après quatre à cinq mois de séjour à l'hôpital, Mme P... en sort dans le même état qu'auparavant avec de l'hypochondrie en plus. Les souffrances sont intolérables, elle a des vomissements bilieux, elle peut à peine supporter l'alimentation la plus légère, la marche est à peu près impossible. Elle entre dans une maison de santé d'où elle sort après un court séjour, se trouvant mal partout.

A la fin de 1879, Mme P... s'adresse à un autre médecin qui, en présence de la gravité de la maladie, de l'obscurité qu'elle présente, des insuccès de ses confrères, insiste pour avoir une consultation avec deux de nos savants professeurs de la Faculté de Paris. Les trois médecins se réunissent; après l'examen le plus attentif de la malade, une étude approfondie des symptômes, les professeurs déclarent formellement qu'il n'y a ni tumeur de l'ovaire, ni péritonite, mais bien une entéralgie accompagnée de névrose. Ils prescrivent les onctions à la pommade belladonée, et le bromure de potassium. Certes! ils avaient bien vu la vérité, ces deux princes de la science! mais ils n'en avaient vu qu'une partie, sans doute parce que la malade n'avait pas attiré leur attention sur les accidents de 1873, aussi avaient-ils traité la névrose et non la névralgie. Quoiqu'il en soit, ce traitement bien suivi ne donnant pas le résultat espéré, Mme P..., au désespoir, revient à sa campagne de Labretelle, non toutefois sans avoir eu recours avant son départ aux lumières d'un nouveau médecin. Depuis quelques jours les urines étaient devenues brûlantes, peu abondantes; les reins commençaient à subir la mauvaise influence du voisinage. Le médecin croit à une maladie de Bright, engage à faire analyser les urines. Cette analyse est faite par un excellent chimiste, M. Caigniet, pharmacien à Chauny qui ne trouve rien d'anormal. Donc les reins n'étaient pas malades, organiquement parlant.

Sur ces entrefaites, Mme P... entend parler de nos succès dans le traitement des névralgies et des névroses et nous fait demander le 21 avril 1880. L'examen scrupuleux des organes ne fait trouver, en effet, ni péritonite, ni tumeur de l'ovaire, ni maladie des reins, le foie est sain, la rate également. Quant à l'entéralgie elle est manifeste aussi bien que les névroses. Mais la science nous enseigne que l'entéralgie idiopathique est extrêmement rare, elle est ordinairement symptomatique d'une lésion organique ; or, ici, pas de lésions. D'où vient-elle ? Quelle est son origine ? Ces questions, il faut les résoudre ; nous poursuivons donc l'examen de tous les nerfs qui émanent de la colonne vertébrale et les explorons par la pression méthodique. Tout à coup, sur le trajet du plexus sacré, nous provoquons une douleur tellement violente qu'elle arrache des cris à la malade. La cause première de tous les désordres, la névralgie primitive, le *Deus ex machina* était trouvé. Tout s'expliquait : la névralgie du plexus sacré, datant de 1873, non soignée s'était irradiée, avait envahi les nerfs abdominaux, avait déterminé l'entéralgie, puis la gastralgie, puis le nervosisme et les symptômes généraux. La lumière était faite, éclatante dans notre esprit et nous pouvions sans crainte, avec certitude, annoncer à Mme P... sa guérison prochaine.

Le traitement antinévralgique fut commencé dès le lendemain 22 avril. Un mois après, Mme P... était guérie, guérie radicalement de ses névralgies, de ses névroses et de tous les phénomènes morbides qui avaient suivi l'apparition de la névralgie du plexus sacré.

AUTRE OBSERVATION

Mme X..., de Saint-Quentin, eut en 1864 une névralgie sciatique qui ne disparut qu'après une année de souffrances, les divers traitements employés avaient échoué contre cette grave maladie; elle s'usa plutôt qu'elle ne guérit, ou plutôt se transforma. En effet, vers la fin de l'année apparurent des troubles de la digestion, considérés comme des symptômes de dyspepsie. Puis survint de l'urticaire, lequel contribua pour une large part aux erreurs du diagnostic porté plus tard par tous les médecins consultés. A partir de cette époque (1866-67), les accidents ont été les suivants : douleurs d'estomac, impossibilité de digérer certains aliments, *et le nombre en augmentait chaque année*. La malade en était arrivée (août 1882) à ne plus supporter que du bouillon et du lait, et encore pas toujours. Pendant ce temps, l'urticaire avait fait des progrès; en outre, la peau était le siège d'une hypéresthésie remarquable : il suffisait de prendre une épingle à cheveux pour tracer dessin ou écriture qui, immédiatement, se détachait en rouge avec élévation d'un ou deux millimètres sur la peau sensible de la malade. Tel était l'état de cette dame, depuis dix-huit ans, menacée de périr d'inanition, lorsque nous la vîmes en consultation en août 1882. Elle avait alors, bien entendu, épuisé toutes les ressources de la science; nous diagnostiquâmes une névrose de l'estomac, suite de la névralgie sciatique; notre traitement spécial pour les névroses fut appliqué et nous eûmes la satisfaction de voir la guérison survenir avec une rapidité vraiment surprenante. Depuis, la guérison s'est soutenue, Mme X... digère toute alimentation et il n'est plus question d'urticaire.

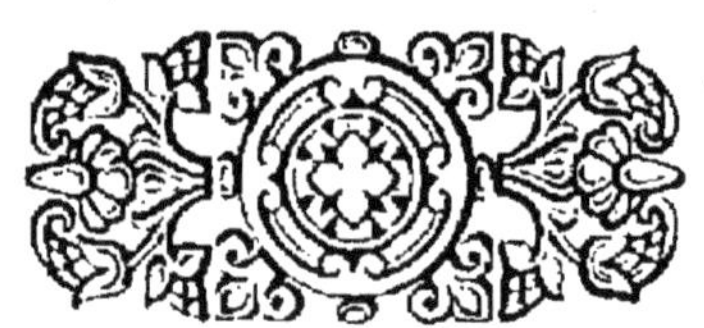

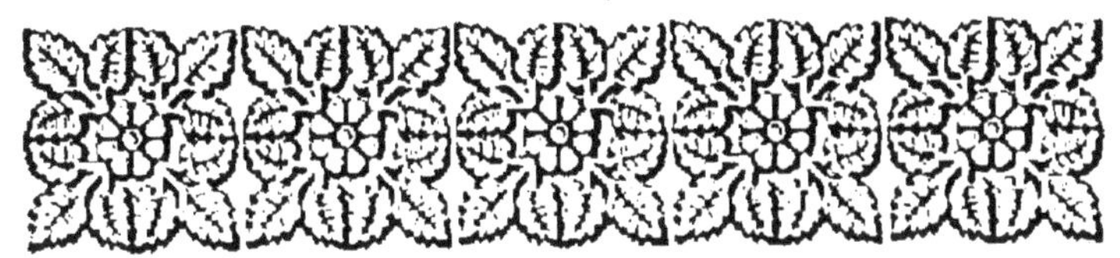

De l'Hystérie

L'hystérie embrasse à peu de chose près l'ensemble des affections nerveuses. Une malade arrivée à la troisième période du nervosisme est presque une hystérique. Néanmoins, le plus souvent l'hystérie est le produit malheureux de la conception d'une mère névropathe.

Affection du sentiment, du mouvement et de l'intelligence, l'hystérie est presque exclusivement l'apanage de la femme et se montre d'ordinaire sous la forme chronique et sous la forme de paroxysmes. D'autres fois, la maladie présente seulement les caractères d'une neurasthénie élevée au plus haut degré d'intensité.

Dans le premier cas nous observons des accès violents, des crises hystériques ; dans le second cas nous verrons les symptômes les plus bizarres, les plus irréguliers, les plus inattendus, les plus surprenants qu'il soit donné au médecin d'observer.

L'accès hystérique est presque toujours précédé des symptômes suivants. Ce sont les prodromes.

Le caractère se modifie, l'humeur est inégale, les malades sont inquiètes, irritables, moroses, tantôt riant, tantôt versant d'abondantes larmes. D'autres fois il y a une agitation extrême, souvent des hallucinations surtout la nuit. Il y a de l'inappétence, des vomissements, des crampes, des secousses de tremblement dans les membres. A cette époque, on observe déjà de l'hyperesthésie dans la région de l'ovaire ; les malades ont la sensation d'une boule qui leur remonte jusqu'à la partie inférieure du cou ; les artères battent avec violence, il y a des troubles cérébraux, des sifflements dans les oreilles, puis la conscience des phénomènes se perd, l'intelligence se voile, il y a tendance à la syncope et engourdissement dans l'un des côtés du corps. Tels sont les phénomènes du début de la crise.

L'attaque commence au moment des convulsions tétaniques, puis survient la perte totale de connaissance, l'arrêt de la respiration, la tétanisation musculaire ou raideur générale de tout le corps. Cet état dure peu et est bientôt remplacé par des convulsions cloniques. D'abord un membre seul a des convulsions, puis un autre, puis le corps entier. Les convulsions cessent peu à peu et la malade tombe dans la phase de résolution musculaire, de délire et des attitudes passionnelles. La léthargie survient parfois alors, peut durer plusieurs jours, plusieurs semaines, et peut s'accompagner de tous les signes de la mort apparente.

Plus d'une malheureuse hystérique en léthargie a été enterrée vivante.

L'attaque hystérique ou hystérie convulsive n'est pas toute l'hystérie. La souffrance générale du système nerveux que nous venons de voir se traduire par des convulsions peut d'autre part se révéler par d'innombrables perturbations fonctionnelles, les accès peuvent même faire défaut, l'accès hystérique n'étant qu'une des formes de l'hystérie. (AXENFELD.)

Dans l'hystérie sans convulsions, il faut observer l'état mental tout à fait spécial et les mœurs des hystériques ainsi que le trouble des fonctions organiques.

Cet état mental doit, à notre avis, être connu des gens du monde, et, tout en nous inspirant des recherches de Tardieu, Moreau, Lasègue, Legrand du Saulle, Charcot, Bourneville, nous emprunterons une partie de la description si vraie, si exacte des habitudes des hystériques faite par le professeur Huchard.

Le principal trait du caractère des hystériques est la *mobilité*. Elles passent d'un jour à l'autre, d'une minute à une autre avec une incroyable rapidité de la joie à la tristesse, du rire aux pleurs. Versatiles, fantasques, capricieuses, elles parlent à certains moments avec une animation étonnante, d'autres fois elles gardent un mutisme complet. Hier, enjouées, aimables, gracieuses, aujourd'hui elles sont de mauvaise humeur, irascibles, indociles par système, taquines par parti-pris, méchantes par calcul, boudeuses par caprice. Hier, elles aimaient et estimaient une personne, leur mari par exemple, aujourd'hui elles le poursuivent avec acharnement d'une haine implacable. De là dans le foyer conjugal des troubles, des discussions alimentées par leur esprit d'agression, par leur imagination féconde et désordonnée. La sensibilité est chez elles exaltée au plus haut point pour des choses futiles et insensible à un malheur sérieux; elles transforment en offense une plaisanterie et s'abandonnent au désespoir pour une parole mal interprétée. Elles exagèrent tous les sentiments, l'indifférence comme l'enthousiasme, l'affection comme l'antipathie, la tendresse comme la haine, la joie comme le désespoir et dramatisent tout sur la grande scène du monde où elles sont et resteront toujours de vraies comédiennes. Ce besoin de *simuler*, d'étaler une mise en scène, le désir de faire parler d'elles sont tellement irrésistibles qu'il les pousse souvent à se déchirer, à se mutiler, et même à jouer la comédie du suicide.

Les hystériques sont remarquables par leur esprit de *duplicité*, de *mensonge*, de *simulation*. « Un trait commun les caractérise, dit Tardieu, c'est la simulation instinctive, le besoin invétéré et incessant de mentir sans intérêt, sans objet, uniquement pour mentir. » Elles portent encore, dit Morel, la manie du soupçon jusque dans ses dernières limites et se noient dans les suppositions les plus fausses, n'exposant jamais les faits dans leur réalité et trompant tout le monde.

Exagérant leur mal, inventant des maladies dont elles ne sont pas atteintes, elles éprouvent une satisfaction secrète à tromper les personnes qui les entourent, surtout celles qui paraissent vouloir bien s'occuper d'elles.

Il n'est pas de supercherie qu'elles n'imaginent pour satisfaire leur besoin souvent irrésistible de se rendre intéressantes, de faire parler d'elles et de se poser sur une sorte de piédestal. C'est ainsi que se posant en victimes ou en héroïnes, elles inventent mille histoires mensongères où le vrai et le faux sont mêlés avec un art si parfait que la justice peut être facilement déroutée. En 1873, Mlle de M..., âgée de dix-huit ans, accuse le vicaire de la paroisse de l'avoir violée, elle raconte que tel jour, telle heure alors qu'elle se trouvait en prière à l'église, le vicaire s'approcha d'elle après avoir fermé toutes les portes et la pria de l'accompagner à la sacristie; là, le vicaire lui fait une déclaration brûlante, et, comme elle résiste, il fait mine de se porter un poignard au cœur; elle s'évanouit, dit-elle, et lorsqu'elle a repris ses sens elle était violée. A la cour d'assises les médecins légistes l'interrogent sur le *modus faciendi*, et comme elle répond par des détails enfantins on l'examine et on la trouve absolument vierge, sans trace de violence extérieure.

D'autres fois elles cherchent à se jouer de la crédulité publique en annonçant à des populations ignorantes et avides de surnaturel des apparitions miraculeuses ou des faits extraordinaires qui ont eu le tort de n'exister que dans leur imagination et leur esprit inépuisable d'invention et de mensonge! Et pour citer un exemple des plus récents n'a-t-on pas vu dernièrement une hystérique simuler les plaies et les blessures des véritables stigmatisées (1)?

Parfois par l'envoi de lettres anonymes elles troublent toute une cité et sèment la division dans les familles ou bien elles inventent des crimes dans un but qu'on ne peut concevoir ni définir.

Lorsque les hystériques sont entrées dans cette voie périlleuse, elles ont déjà mis un pied dans l'aliénation mentale.

Les hystériques dont le caractère est si mobile, ont parfois une fixité invariable dans

---

(1) La stigmatisée de S... (*Bull. l'encephale* 1881).

une idée qu'elles ont imaginée et à laquelle elles s'attachent comme à une chose réelle. Témoin le cas du malheureux Urbain Grandier qui, accusé par les religieuses Ursulines de Loudun de venir les visiter pendant la nuit expia sur le bûcher des crimes imaginaires.

Ne voit-on pas aussi des hystériques refuser toute alimentation parce qu'elles ont leur idée fixe que le travail de la digestion leur est douloureux? D'autres conserver le mutisme le plus complet parce que la voix détermine de la douleur. Une autre croit que la marche provoque chez elle des sensations douloureuses et pendant une année elle ne marche plus; une autre enfin se condamne à ne plus ouvrir les yeux.

Les hystériques présentent-elles cette tendance aux plaisirs sexuels, cette imagination lassive ou cet accès de sensualité que le monde se plaît à leur attribuer? Le fait existe, mais il est beaucoup plus rare qu'on ne le pense, et l'on cite grand nombre de ces malades chez lesquelles la sensibilité génésique est même tellement émoussée qu'elle paraît presque absente. Les désirs vénériens sont nuls, l'acte génital peut même être accompli par elles avec une réelle indifférence et même avec une certaine répugnance.

On peut résumer l'état mental des hystériques en disant, comme Axenfeld : *elles ne savent pas, elles ne peuvent pas, elles ne veulent pas vouloir.* Cette volonté toujours défaillante, cet équilibre instable donnent aux hystériques cette mobilité, cette inconstance et cette mutabilité dans leurs désirs, leurs idées et leurs affections. C'est le même motif qui les fait mentir à chaque instant. Chez elles le frein de la volonté est pour ainsi dire faussé et ne peut ni les arrêter ni les retenir. Si, pour une raison quelconque, cette volonté vient à renaître dans leur esprit des guérisons dites « miraculeuses » peuvent survenir : une hystérique est immobilisée par la contracture ou la paralysie depuis plusieurs années et se met à marcher tout à coup à l'annonce d'un incendie. Elles ont entendu vanter les cures miraculeuses produites par certaine eau douée de propriétés surnaturelles ; elles entreprennent le grand voyage depuis longtemps prémédité et préparé par le récit fantastique d'histoires extraordinaires. Elles emportent avec elles la conviction et la volonté de guérir, elles n'ont pas encore franchi le seuil de la grotte mystérieuse que subitement les guérisons surviennent : les paralytiques marchent, les aveugles voient et la parole est rendue à celles qui ne parlaient plus. C'est que l'hystérie est un terrain fertile en miracles thérapeutiques s'opérant par la vertu d'une imagination puissamment surexcitée ou par le réveil subit et inattendu d'une volonté depuis longtemps endormie.

Troubles organiques.

Tous les troubles cérébraux possibles existent, les rêves, les cauchemars affreux reviennent fréquemment. La perte de la voix ou aphasie existe dans un grand nombre de cas. La vue, l'ouïe, le goût, l'odorat sont tantôt exaltés et alors d'une incroyable finesse de sensation, ou bien ces sens sont abolis, alors il y a amaurose hystérique (on dit les malades aveugles), le goût est perdu aussi bien que l'odorat.

La peau est quelquefois très impressionnable au plus léger contact, à ce point que le contact de l'air est douloureux. Il y a alors *dermalgie* et le prurit vulvaire est une des manifestations les plus curieuses de l'hyperesthésie cutanée chez les hystériques. D'autres fois, c'est l'inverse, on observe l'abolition complète de la sensibilité de la peau.

La gastralgie existe presque toujours, ainsi que la dorsalgie ou douleurs de dos et l'entéralgie ou douleurs de l'intestin, c'est-à-dire qu'il y a de la névralgie généralisée et tous les organes la ressentent.

Un des symptômes les plus fréquents de l'hystérie est la contracture des membres avec insensibilité. Ces contractures s'installent chez les hystériques tantôt dans un membre, tantôt dans un muscle quelconque de l'économie et peuvent y persister pendant de nombreuses années, les malades paraissent ainsi paralysés pour la famille et le public. Ces contractures peuvent céder brusquement et disparaître à la suite d'une forte impression morale, sous l'influence de la cause la plus futile en apparence. Ce sont ces paralysies hystériques qui forment le fond de toutes ces guérisons « miraculeuses » que la science ne peut accepter ni ratifier. (Axenfeld.)

Traitement de l'hystérie. — On comprend qu'un traitement qui doit embrasser autant de phénomènes et de symptômes doit être très complexe.

Dans le traitement des accès, on emploie avec assez de succès la compression de l'ovaire, moyen remis en honneur par le professeur Charcot. On réussit parfois à enrayer l'accès ou à le diminuer en administrant au début les Pilules Moussette.

Dans l'intervalle des accès ou dans l'hystérie sans convulsions, la potion antineurasthénique associée aux pilules antispasmodiques ont très souvent modifié considérablement l'état des malades et amené la guérison complète dans quelques cas.

La métallothérapie, l'hydrothérapie et l'électricité, très employés de nos jours, ont donné de bons résultats entre les mains de MM. Charcot, Fieuzal et Beaumetz-Dujardin (1).

La maladie est trop complexe, pour que nous puissions ici formuler une ordonnance. Le traitement a toujours pour base la potion anti-neurasthénique, les pilules antispasmodiques, mais les doses varient suivant le caractère de chaque maladie, son intensité et surtout ses complications presque toujours si nombreuses.

(1) Fieuzal, *Progrès médical*, 4 janvier 1879. — Beaumetz-Dujardin, *Bull. thér.*, 30 mai 1879, p. 472.

De l'Épilepsie

L'ÉPILEPSIE est caractérisée par des attaques brusques revenant à des intervalles variables, avec perte de connaissance, convulsions, gêne de la respiration et vertiges.

L'attaque est quelquefois précédée d'un sentiment de constriction dans différentes parties du corps, de gonflement, de pesanteur dans certains organes, la sensation d'un froid glacial dans un membre. Puis tout à coup, dit M. Beau, l'individu pousse un cri et tombe tout à fait privé de sensibilité et d'intelligence. Les muscles sont dans un état de raideur tétanique et immobiles, la respiration est suspendue, les veines se gonflent, la face est congestionnée, le pouls faible et petit. Bientôt la raideur tétanique des muscles est remplacée par des alternatives de contraction et de relâchement, apparentes surtout à la face, d'abord légères, ensuite plus étendues, vives et rapprochées. L'individu rend des jets saccadés de salive et de mucosité mousseuse; la respiration recommence à l'aide de mouvements convulsifs des muscles inspirateurs; les veines se désemplissent; la congestion de la face disparaît, le pouls devient plus fort. Les convulsions ayant cessé entièrement, la respiration s'exécute d'une manière large et profonde, avec un ronflement remarquable; la face est pâle, décomposée, enfin le ronflement disparaît et l'intelligence revient peu à peu avec la sensibilité.

Il ne reste ordinairement de ces diverses lésions fonctionnelles qu'une fatigue musculaire excessive, de la céphalalgie, et de l'hébétude, *sans que le patient ait la moindre conscience de ce qui s'est passé.*

L'épilepsie peut encore se présenter sous

une autre forme, celle du vertige épileptique. Tout à coup l'individu s'asseoit, tombe ou fléchit; sa face est pâle, immobile, les yeux fixes et hagards, il reste ainsi quelque temps; peu à peu il s'anime, se lève d'un air étonné, cherche autour de lui, veut se déshabiller, prononce des paroles mal articulées et essaie de se débarrasser des personnes qui le retiennent; si on le laisse aller, il se promène d'un air égaré, a une démarche un peu choréique et bât quelquefois ceux qui se trouvent sur son passage. Enfin l'intelligence reparaît, l'individu est fatigué et honteux et conserve souvent la mémoire d'une partie de ce qui s'est passé. Cet ensemble de phénomènes dure de deux à trois minutes. (HUCHARD.)

L'épilepsie, très proche parente de l'hystérie, avec laquelle elle s'associe parfois, est la fille de cet état neurasthénique que nous avons étudié et transmis à ses descendants. Des faits nombreux, qui nous sont personnels, nous font admettre que l'épilepsie, ainsi que la chorée et les névroses convulsives en général, peuvent être le produit de l'union d'une névropathe avec un alcoolisé, ce qui, du reste, aurait l'avantage de rendre la guérison plus certaine.

Traitement. — Le nombre des remèdes vantés contre l'épilepsie est incalculable. « Mais parmi tous ces remèdes un seul est « sérieux, dit le professeur Axenfeld (1). » C'est le principe actif de la potion antineurasthénique; « il est puissamment effi- « cace dans l'épilepsie idiopathique. Sans « doute, ajoute-t-il, il ne parvient pas tou- « jours à guérir d'une façon absolue et « définitive la maladie, mais il modère l'in- « tention des attaques, il en diminue la « fréquence, au point qu'un malade atteint « de crises quotidiennes, par exemple, peut « sous l'influence du principe de la potion « antineurasthénique et du Bromure de Clin « ne plus les voir reparaître que trois ou « quatre fois par an ou même une ou deux « fois dans l'espace de plusieurs années. »

(1) Axenfeld, *loco cit.*, p. 868.

1re ORDONNANCE A SUIVRE

1° *Il est souvent difficile de faire quelque chose pendant une attaque. On doit se borner à surveiller le malade, le contenir, le préserver des chutes et lorsqu'on voit l'attaque se terminer, on doit placer la tête de façon à la mettre dans une position convenable pour l'expulsion des mucosités contenues dans la bouche.*

2° *Prendre trois ou quatre cuillerées à café par jour de la potion antineurasthénique, suivant la force du mal.*

3° *Prendre six pilules antispasmodiques dans la journée, deux le matin, deux à midi, deux le soir; laisser entre la potion et les pilules un intervalle d'un quart d'heure et manger une demi-heure après.*

4° *S'abstenir absolument de toute boisson alcoolique ou fermentée. Ne boire aux repas que de l'eau à peine rougie. Prendre beaucoup d'exercice musculaire.*

5° *Se purger au moins une fois par semaine avec deux Pilules de Tracy.*

6° *Ce traitement sera fait pendant dix jours, on le cessera pendant cinq ou six jours pour le reprendre pendant dix jours encore et ainsi de suite pendant une année. Puis la seconde année, on le reprendra deux jours seulement pour la première quinzaine du mois et dix jours pendant la deuxième. Puis l'année suivante, on suivra le traitement quatre jours par quinzaine.*

En suivant ces préceptes scrupuleusement, on assure le succès de la guérison.

2° ORDONNANCE A SUIVRE

DANS UN CAS D'ÉPILEPSIE. — ATTAQUES RÉITÉRÉES

1° *Suivre cette première ordonnance.*

2° *Après les pilules antispasmodiques, un quart d'heure, prendre deux dragées de bromure de camphre de Clin. Idem à midi, idem le soir et manger vingt minutes après.*

3° *Dans l'épilepsie, il est bon de se purger fréquemment avec un purgatif doux (Pilules de Tracy ou Eau royale Hongroise).*

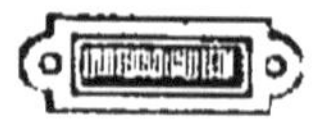

De la Chorée

DANSE DE SAINT-GUY

La chorée est encore comme l'épilepsie, une névrose de nature convulsive caractérisée par des contractions involontaires très irrégulières et revenant à des intervalles variables des divers muscles du corps, et principalement de ceux des membres, ce qui fait faire aux malades des mouvements désordonnés et gênants. Plus fréquente chez les filles que chez les garçons, elle apparaît le plus fréquemment à l'âge de dix à quinze ans.

On discute depuis longtemps pour savoir de quelle nature est la chorée, où est son siège anatomique. Les récents travaux du professeur Charcot, de l'illustre médecin, ont démontré de la façon la plus formelle que la lésion anatomique de la chorée est limitée à un point de la capsule interne du cerveau, voisin du siège de l'hystérie anesthésique. Encore une parenté que la médecine ne peut nier.

Parmi les causes prédisposantes de la maladie, il en est une qui doit attirer plus particulièrement l'attention des malades et du médecin. Qui pourrait jamais soupçonner parmi les personnes étrangères à l'art de guérir, que la chorée est presque toujours la fille aînée du rhumatisme? Telle est, cependant, la vérité démontrée par les observations de M. Sée (1). Dans un mémoire remarquable, M. Sée, ayant examiné les faits avec la plus grande attention et sous tous les points de vue, a trouvé que si la chorée elle-même se transmet très rarement, il n'en est plus de même du rhumatisme

(1) *De la chorée*. Rapport du rhumatisme avec les affections nerveuses et convulsives. (*Mémoires de l'Académie de médecine*, Paris, 1850, p. 353 à 525.

qui, suivant ses recherches, est *la cause principale de la chorée*. On voit, en effet, dans les cas recueillis par ce savant médecin, des rhumatisants avoir des enfants choréiques, ceux-ci en avoir de rhumatisants. De cette manière ce ne serait pas l'affection elle-même qui serait transmise mais bien le principe de la maladie. La chorée ne serait qu'une manifestation du vice rhumatismal. MM. Hughes, Bouteille, Copland, Bright, en Angleterre, partagent l'opinion du médecin français sur ce point d'étiologie. Pour tous ces savants, la chorée n'est autre chose que *l'expression symptomatique du rhumatisme fixé sur le système nerveux*.

Les mouvements choréiques se rapprochent assez du tremblement musculaire, ce sont des secousses involontaires; le malade cherche bien à les dominer, mais il y a alors un antagonisme marqué entre la volonté et l'impuissance d'accomplir l'acte projeté. Ce mélange, ce désaccord forment un des traits principaux de la chorée.

Pendant le sommeil toute contraction choréique disparaît, pour reparaître au réveil. Ces contractions augmentent sous l'influence d'une émotion morale.

Les muscles de la face participant à la maladie, il en résulte des contractions qui font grimacer fortement le visage; c'est un tic, une espèce de rire sardonique, un spasme cynique, en un mot des convulsions désordonnées et toute la face est dans une grimace continuelle.

Si la chorée affecte les muscles de la langue, il existe une difficulté plus ou moins grande dans l'exercice de la parole, quelques malades bégaient ou balbutient.

La chorée n'est pas une affection douloureuse. Ces contractions se font également sans fatigue et, règle générale, toutes les fonctions s'accomplissent normalement.

La durée de la maladie est variable.

Traitement. -- La chorée, bien soignée, bien traitée, guérit toujours et la diminution de ses symptômes sous l'influence du traitement est progressive. Mais, comme il résulte de toutes les observations des auteurs que la récidive est fréquente, qu'elle peut se reproduire à des intervalles variables, il faudra nécessairement, une fois la guérison obtenue, revenir au traitement, deux ou trois fois dans l'année suivante, et une ou deux fois la deuxième année.

ORDONNANCE A SUIVRE

1° *Commencer le traitement par se purger avec une ou deux Pilules de Tracy à prendre le soir en mangeant. Se purger au moins une fois par semaine pendant la durée du traitement.*

2° *On prendra par jour trois cuillerées à café de la potion antineurasthénique dans une infusion et sucrée ou dans un verre d'eau sucrée.*

Par ce moyen des faits nombreux de guérison ont été relatés par MM. Gubler, Gallard, Hougton, Blache, Vulpian.

3° *Prendre tous les jours, d'abord une dragée arsenicale, puis le lendemain deux, le surlendemain trois, jusqu'à cinq ou six dragées par jour. On suspendrait s'il survenait de la diarrhée.*

4° Faire une fois par jour ou deux fois, si la chorée est intense des pulvérisations avec le Liniment Moussette le long de la colonne vertébrale sur une largeur d'environ trois ou quatre travers de doigt, pendant un temps variant de trois à cinq minutes (1).

Souvent un certain degré d'anémie ou de nervosisme accompagne la chorée. Il faudra alors une alimentation réparatrice, une vie calme, exempte d'émotions, séjour à la campagne, distractions, fer, quinquina, hydrothérapie ou douches à l'éponge, bains sulfureux.

(1) Les Pulvérisateurs se trouvent dans les Pharmacies. On peut les procurer au tarif commercial.

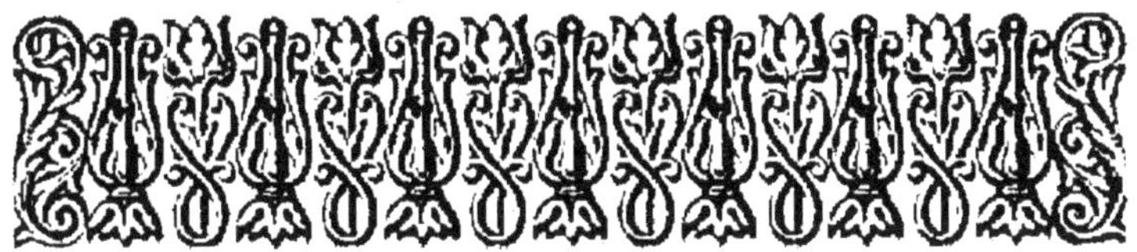

DES

Palpitations nerveuses

DU CŒUR

On désigne ainsi un trouble fonctionnel du cœur dont les mouvements deviennent plus forts, plus nombreux qu'à l'état normal et en même temps irréguliers, tumultueux. Ils sont de plus sensibles et incommodes pour le malade.

Disons de suite que ces palpitations nerveuses apparaissent sans lésion de cœur et constituent à elles seules toute la maladie.

Quelquefois les palpitations consistent dans la seule augmentation du nombre des pulsations, le malade éprouve alors un sentiment de gêne et de malaise au cœur. Plus souvent, l'impulsion est plus vive et la main appliquée sur la région perçoit la force exagérée des battements. Il semble pour le malade que le cœur bat à lui rompre la poitrine. L'irrégularité dans les battements est le signe distinctif des palpitations nerveuses. C'est ainsi que le cœur après avoir battu violemment, produit ensuite des contractions moins fortes, plus courtes; d'autres fois la fréquence, la durée et la force des contractions du cœur varient à tout instant, ou bien encore la contraction semble s'arrêter à mi-chemin, on dirait que le cœur hésite. Si le malade se couche sur le côté gauche, il perçoit assez bien les bruits du cœur à l'auscultation, on entend un bruit de souffle, indice d'un état anémique ou cachectique. En effet, ces palpitations sont généralement liées à l'anémie ou à une névrose, ou à une névralgie intercostale, car toutes les maladies dont nous nous occupons ici se tiennent par la main.

On admet généralement que sous l'influence des palpitations des altérations organiques (hypertrophie du cœur) peuvent se développer à la longue.

La cause prédisposante de cette affection est la chloro-anémie, le tempérament nerveux qui en est la conséquence; parmi les causes occasionnelles nous trouvons les affections vives de l'âme (joie, peur, colère, amour, tristesse), puis les écarts de régime, les veilles, tout ce qui surexcite directement le système nerveux.

ORDONNANCE A SUIVRE

1° *Prendre quatre dragées par jour de Fer Rabuteau, deux au déjeuner, deux au dîner; on pourra élever la dose jusqu'à six dragées par jour.*

2° *Prendre du vin de quinquina est utile, sinon indispensable.*

3° *Prendre matin et soir une cuillerée à café de potion antineurasthénique dans une infusion sucrée de feuilles d'oranger.*

Ce médicament peut être remplacé par six pilules antispasmodiques par jour, deux le matin, deux à midi, deux le soir.

4° *S'il y avait douleur intercostale à la région du cœur, il faudrait mettre un vésicatoire, faire le pansement avec la pommade hypodermique; c'est le moyen qu'employait avec tant de succès le professeur Sandras. On pourrait remplacer ce moyen, avec autant de chances de succès, par trois Pilules Moussette par jour.*

DE

l'Asthme spasmodique

CATARRHE ET COQUELUCHE

L'ASTHME spasmodique est une convulsion des muscles respirateurs qui produit de la dyspnée ou étouffement chez les asthmatiques. Cette dyspnée peut être assez forte pour amener un commencement d'asphyxie. On trouve ce même symptôme de spasme de la glotte dans certaines laryngites catarrhales ou œdémateuses, ainsi que dans la coqueluche. Mais la maladie qui accompagne généralement le catarrhe peut également se présenter seule, sans complication. Dans ce cas les accès de suffocation peuvent survenir d'une manière brusque, sans prodrome, surprenant le malade au milieu du sommeil. Quand l'accès arrive la respiration s'arrête tout à coup, le malade rejette la tête en arrière et voudrait cracher quelque chose qui le gêne au larynx, la face bleuit, les artères se gonflent et l'asphixie est imminente, puis arrive une forte expiration accompagnée d'un cri. L'accès est fini. Parfois on observe pendant l'accès quelques convulsions, des contractures des membres.

Tels sont les caractères de l'asthme spasmodique. Mais tout ou partie de ces symptômes se retrouvent dans l'asthme compliqué de catarrhe ou d'emphysème pulmonaire, affection si fréquente chez les vieillards pendant la mauvaise saison, et qui est caractérisée par de violentes et longues quintes de toux, avec suffocation et fièvre, puis après quelques jours de maladie par une expectoration muco-purulente qui devient de plus en plus abondante, tellement abondante parfois que le malade emplit plusieurs crachoirs dans une journée. Les poumons sont tellement engorgés par les mucosités que de gros râles muqueux s'entendent à distance accompagnés de râles sibilants et ronflants. Puis peu à peu sous l'influence d'un traitement bien ordonné tout rentre dans l'ordre.

Ordinairement les malades n'éprouvent aucun accident pendant la belle saison, tandis que l'hiver et par les temps de brouillard ils sont plus oppressés, ont une expectoration plus abondante. Pendant la mauvaise saison les catarrheux doivent s'entourer des plus grandes précautions pour éviter le froid qui peut ramener leur catarrhe à l'état aigu. Mais là n'est pas le plus grand danger; il est dans cette aptitude toute particulière des catarrheux avancés en âge à prendre une pneumonie que l'on a nommé catarrhale et qui toujours est grave.

1re ORDONNANCE A SUIVRE

POUR UN CAS D'ASTHME SPASMODIQUE SANS COMPLICATIONS

1° *Prendre quatre à six dragées de bromure de camphre de Clin par jour, deux le matin, deux à midi, deux le soir.*

2° *Une Pilule Moussette, matin et soir.*

Les Pilules Moussette conviennent bien dans l'asthme spasmodique, parce que, d'après Mackensie : « l'aconit et l'aconitine agissent primitivement sur la respiration en vertu de leur « influence sur le centre respiratoire et sur les « branches sensibles du nerf vague. »

3° *Si ces moyens sont insuffisants, appliquer un vésicatoire sur la partie antérieure et à la base du cou, et pansement avec la pommade hypodermique.*

2e ORDONNANCE A SUIVRE

POUR UN CAS D'ASTHME AVEC CATARRHE

1° *Pour tisane :*

Racine de polygala.... 15 gr.

Faire bouillir dans :

Eau.................. 1.000 gr.

jusqu'à réduction de moitié, et ajoutez :

Sirop de Berthé....... 35 gr.

A prendre par grands verres.

2° *Prendre, dès le début, un vomitif, dix centigrammes d'émétique dans un demi-verre d'eau tiède.*

3° *Application sur la poitrine d'un thapsia ou beaucoup mieux d'un vésicatoire, sous les omoplates.*

4° *Sucer quatre à cinq Pastilles Morlet dans la journée et à distance régulière les unes des autres. Commencer par trois, augmenter d'une tous les jours.*

5° *Après quatre, cinq ou six jours de ce traitement, c'est-à-dire dès que l'expectoration sera bien établie, on prendra une Pilule Devant, une autre le soir, le lendemain on en prendra deux le matin et deux le soir.*

6° *Lorsque tous les accidents thoraciques seront entièrement dissipés, lorsque le malade sera, en un mot, guéri, il devra prendre de temps en temps des Capsules Mathey-Caylus à la térébenthine : elles agiront d'une façon favorable sur les muqueuses de façon à empêcher le retour des accidents aigus.*

7° *Régime léger, mais non débilitant. Éviter tout excès et tout écart de régime. Porter de la flanelle sur la peau. Éviter les courants d'air, l'action du froid humide et le passage brusque du froid au chaud.*

3e ORDONNANCE A SUIVRE

POUR UN CAS DE SPASME DANS LA COQUELUCHE

1° *Faire vomir l'enfant tous les deux jours avec le sirop d'ipéca administré par grandes cuillerées toutes les cinq minutes jusqu'à effet vomitif. L'ipéca administré par petites cuillerées donne aux enfants des nausées inutiles et les fatigue énormément.*

2° *Infusion de coquelicot chaude et sucrée.*

3° *Une cuillerée à café matin et soir de la potion antineurasthénique dans une tasse de tisane.*

4° *Le soir une grande cuillerée de Sirop de Berthé, et dans la journée un ou plusieurs morceaux de Pâte de Berthé, suivant l'âge.*

5° *Éviter les émotions, les contrariétés et toutes les impressions qui peuvent rendre les quintes plus fréquentes.*

6° *Mettre les malades à l'abri de toute cause de refroidissement, conséquemment les conserver dans une chambre chaude, sèche, exposée au midi et ne jamais faire respirer d'air froid.*

7° *Couvrir la peau de flanelle.*

8° *Ne pas donner d'aliments en trop grande abondance.*

9° *Quand les enfants sont bien guéris et jamais auparavant, envoyer les petits malades à la campagne dane un endroit bien aéré et bien sec.*

10° *Isoler les malades pour éviter la contagion.*

Mères de famille qui avez des enfants malades de coqueluche, croyez-nous, faites suivre ce traitement, vous bénirez, nous l'espérons, ceux qui vous l'auront conseillé.

Conseils Hygiéniques

Nous avons vu, dans cette étude, quelles sont les conséquences presque forcées d'une mauvaise hygiène; nous avons vu des choréiques et des épileptiques naître de parents névropathes; du nervosisme greffé sur des névralgies que le temps généralise et transforme; des névralgies se développer et grandir de préférence chez des anémiques; c'est, qu'en effet, tout se lie, tout se tient, tout s'enchaîne en pathologie comme en toute autre chose.

Donc par une bonne hygiène suivie dans l'enfance et la jeunesse on évitera l'anémie; mais si malgré tous les soins donnés on est néanmoins devenu névralgique ou rhumatisant, il faudra éviter la cause occasionnelle de la maladie : l'air froid et humide. Cet air enlève, en effet, plus de chaleur au corps que l'air froid et sec, parce que l'eau qu'il contient augmente sa conductibilité pour le calorique. L'humidité froide réduit à son minimum la transpiration cutanée et amène un trouble, une irrégularité des actes fonctionnels.

Vivre dans un climat sec, s'il est possible; avoir une habitation saine, la chambre à coucher chauffée l'hiver et exposée au midi de préférence; avec soin que le lit ne se trouve pas dans le courant d'air qui passe de la fenêtre mal jointe à la cheminée, ou alors clore hermétiquement les jointures, si l'on ne peut déplacer le lit, voilà la règle. Cette précaution contre les courants d'air doit être également prise dans le jour. Que de rhumatismes éclos chez les personnes dont la table de travail placée près d'une fenêtre, laissait le bureaucrate exposé toute une journée au traître filet d'un vent glacial!

Éviter les brouillards, l'exposition du corps à la pluie, ou du moins s'en garantir par des vêtements imperméables est de toute nécessité.

C'est donc à se préserver du froid que se réduiront les précautions indispensables pour toutes les personnes prédisposées aux névralgies et aux rhumatismes. Elles devront prendre ces précautions, non-seulement pendant l'hiver, à l'époque où la maladie a le plus de tendance à se reproduire, mais encore dans les mois les plus chauds. C'est qu'en effet, des sujets affectés de rhumatismes qui se reproduisaient fréquemment dans le cours de l'année et à des intervalles variables, ont vu qu'il suffisait d'un simple courant d'air frais pour voir renaître leur désagréable affection.

Un moyen prophylactique, spécialement recommandable aux malades, c'est l'emploi de la flanelle à toute époque de l'année.

L'hydrothérapie est également utile pour éviter le retour de la maladie. Tout le monde connaît le rôle que joue, au point de vue pathogénique, l'état organique et fonctionnel de la peau. Or, s'il est un fait acquis à la science, c'est que les individus les plus sujets à contracter des névralgies, sous l'influence du froid, perdent cette susceptibilité en se soumettant à la douche ou aux ablutions froides.

Les personnes atteintes de *nervosisme* à n'importe quel degré auront d'autres précautions à prendre. Si, dans l'enfance, on reconnaît une prédisposition à la névrose, il faudra avoir recours à tout un ensemble d'hygiène qu'on pourrait appeler hygiène morale. Il faudra favoriser le développement physique aux dépens du développement moral et intellectuel (AXENFELD). C'est-à-dire, faire prendre beaucoup d'exercices corporels, longues promenades, équitation, gymnastique. On évitera avec le plus grand soin l'oisiveté, la solitude, les émotions, les pratiques religieuses mal entendues et l'exaltation qui en est la suite. On prendra sur cette question l'avis d'un prêtre expérimenté. Surtout il faudra fuir la lecture des romans. A ce sujet on ne saurait trop répéter les paroles de Tissot : « Si votre fille lit des « romans à dix ans, elle aura des vapeurs à « vingt. »

Ce traitement a une grande importance et repose sur ces paroles profondes d'Hyppocrate : « Lorsque le corps est en repos, « l'âme est en mouvement. » Il est facile de démontrer par des exemples tirés de l'histoire combien les affections nerveuses doivent leur développement à l'éducation et au genre de vie adoptés pour les jeunes filles ou les femmes ; dans l'antiquité les affections nerveuses étaient inconnues, parce que les femmes de Lacédémone étaient admises aux combats publics et que les jeunes filles de Scythie supportaient le fardeau des armes jusqu'au mariage. Sans chercher les exemples dans les temps reculés on peut rappeler avec Hammont ce fait très intéressant, à savoir que la névrose, inconnue chez les négresses de l'Amérique du Sud, est devenue chez elles assez commune depuis leur émancipation. D'un autre côté, les affections nerveuses sont très fréquentes dans le temps où nous vivons, en raison de la détestable hygiène suivie par certaines femmes, presque toutes anémiques, du luxe qu'elles cherchent à déployer, des préoccupations mondaines qui assiègent leur esprit, de l'inaction dans laquelle elles vivent.

La première chose à faire sera toujours de s'attaquer à la cause; or dans un grand nombre de cas, dit encore Axenfeld, c'est l'état chloro-anémique qui précède et accompagne si souvent le développement de l'affection nerveuse; il faut défendre les travaux excessifs, le surmenage physique et intellectuel, les mauvaises conditions hygiéniques, l'alimentation insuffisante, le séjour dans un espace confiné, etc. Il est souvent utile de changer de milieu pour éviter à la malade les doléances de l'entourage qui n'ont d'autre résultat que d'entretenir l'état nerveux.

Enfin l'hydrothérapie, combinant heureusement les effets des stimulants, des calmants et des révulsifs sera, dans certains cas, une des ressources les plus précieuses de la thérapeutique.

Certaines eaux minérales, telles que celles de Néris, de Saint-Sauveur, de Bagnères-de-Bigorre, de Royat, etc., peuvent être indiquées et choisies suivant les indications fournies par la maladie. On proscrira les bains de mer qui ont souvent développé d'une façon considérable les accidents de quelques névroses.

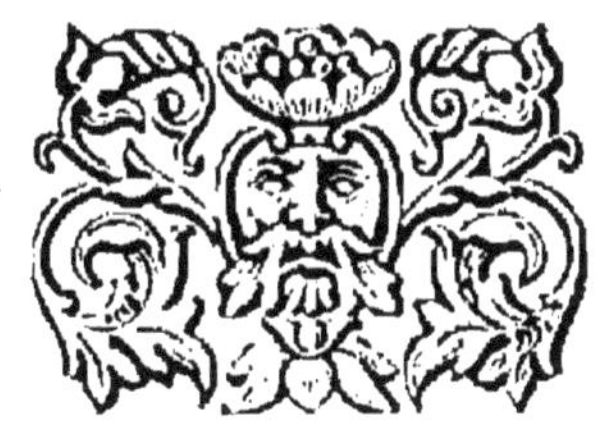

Table

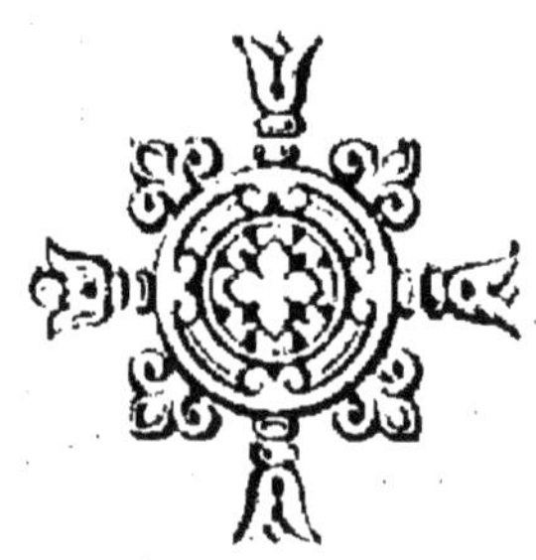

Imprimé chez A. Lanier, 14, rue Séguier, Paris.

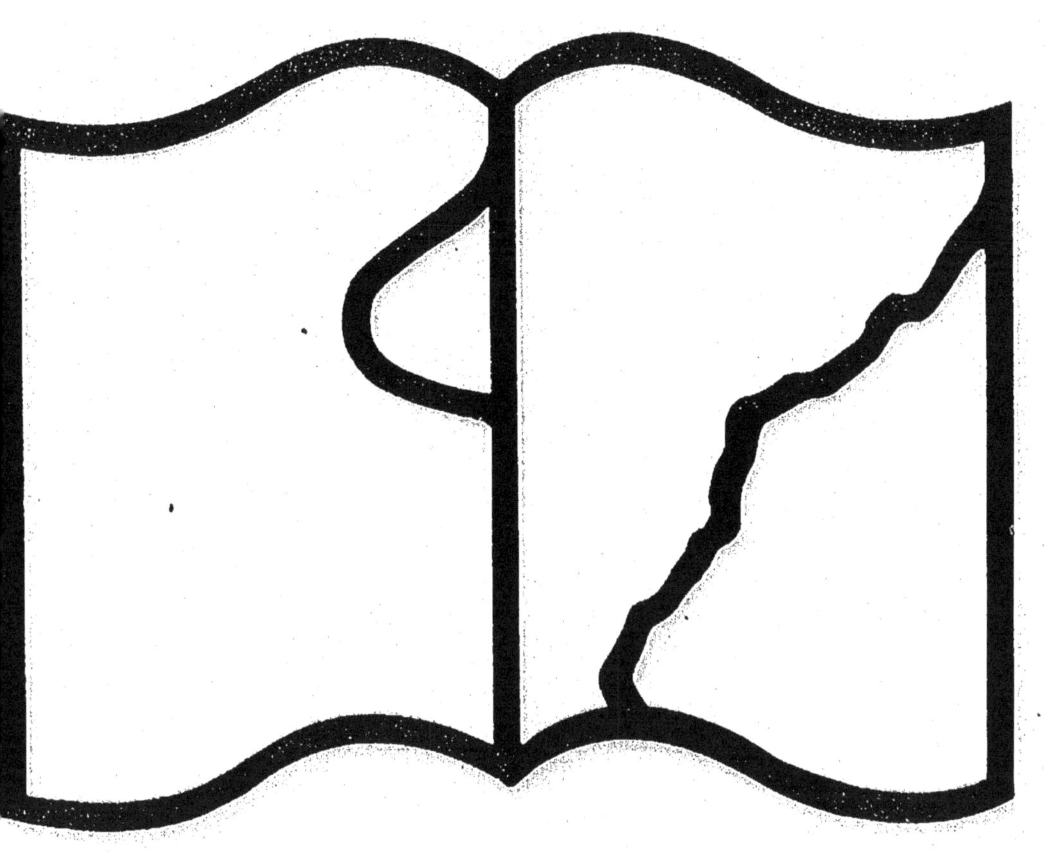

Texte détérioré — reliure défectueuse

NF Z 43-120-11

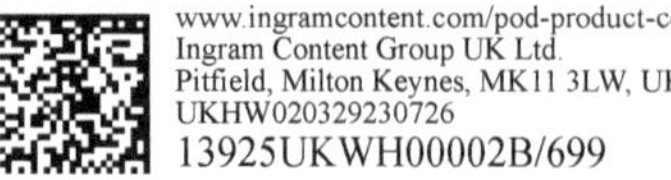
www.ingramcontent.com/pod-product-compliance
Ingram Content Group UK Ltd.
Pitfield, Milton Keynes, MK11 3LW, UK
UKHW020329230726
13925UKWH00002B/699

9 782013 581875